JUS DE VOTRE LIBIDO

Stimuler naturellement les performances sexuelles grâce aux jus

ESPERANZA CAYA

TABLE DES MATIÈRES

Introduction

Cher lecteur,

Bienvenue dans JUS DE VOTRE LIBIDO, un guide complet pour améliorer vos performances sexuelles et votre vitalité grâce au pouvoir des jus. Dans ce livre, nous embarquons dans un voyage pour explorer comment la générosité de la nature en fruits, légumes et herbes peut revitaliser votre libido, augmenter votre endurance et améliorer votre santé sexuelle globale.

Aujourd'hui, de nombreuses personnes sont aux prises avec le stress, la fatigue et les exigences de la vie quotidienne, ce qui peut nuire à leur bien-être sexuel. Au lieu de recourir à des suppléments synthétiques ou à des traitements invasifs, JUS DE VOTRE LIBIDO propose une approche holistique pour revitaliser votre santé sexuelle de manière naturelle.

Tout au long de ce livre, vous découvrirez une mine d'informations sur les bienfaits des jus pour la performance sexuelle, notamment :

- Comprendre le lien entre la nutrition et la santé sexuelle : découvrez comment les aliments que vous consommez peuvent avoir un impact sur votre libido, vos niveaux d'hormones et votre fonction sexuelle globale.

- Explorer la science derrière les jus : plongez dans les propriétés nutritionnelles des fruits, des légumes et des herbes qui peuvent améliorer le désir sexuel, l'excitation et les performances.

- Créer des recettes de jus délicieuses et nutritives : Libérez le potentiel des aphrodisiaques de la nature avec une collection de mélanges de jus alléchants conçus pour stimuler la libido, augmenter l'énergie et soutenir la vitalité sexuelle.

- Intégrer les jus de fruits à votre style de vie : découvrez des conseils pratiques et des stratégies pour intégrer les jus de fruits à votre routine quotidienne, de la sélection des meilleurs ingrédients à la maximisation des bienfaits de vos jus.

- Répondre aux problèmes courants de santé sexuelle : obtenez un aperçu des remèdes naturels contre la dysfonction érectile, la faible libido et d'autres problèmes pouvant affecter les performances sexuelles, soutenus par des recherches scientifiques et des conseils d'experts.

- Adopter une approche holistique du bien-être sexuel : Apprenez à nourrir votre corps, votre esprit et votre esprit pour créer une expérience sexuelle équilibrée et épanouissante, à la fois individuellement et avec un partenaire.

Que vous cherchiez à raviver l'étincelle de votre relation, à surmonter des défis en matière de santé sexuelle ou simplement à optimiser votre bien-être général, JUICE YOUR LIBIDO vous fournit les outils et les connaissances nécessaires pour transformer votre santé sexuelle de manière naturelle.

Je vous invite à vous lancer dans ce voyage avec un esprit ouvert et la volonté d'explorer le pouvoir transformateur des jus. Ensemble, révélons les secrets d'une vie sexuelle vibrante et épanouissante, une délicieuse gorgée à la fois.

A vous de stimuler votre libido et de retrouver votre vitalité sexuelle !

En vous remerciant chaleureusement.

Comprendre le pouvoir des jus pour la santé sexuelle

Maintenir une santé sexuelle optimale peut parfois sembler un objectif insaisissable. Cependant, la solution pour améliorer le bien-être sexuel est peut-être plus simple que vous ne le pensez : les jus. Le jus, processus d'extraction du liquide des fruits et légumes, a gagné en popularité en raison de ses nombreux bienfaits pour la santé, notamment son potentiel à améliorer la santé sexuelle. Cette note complète explore le pouvoir des jus comme moyen naturel et efficace de soutenir la vitalité et le bien-être sexuels.

1. Ingrédients riches en nutriments :
Les jus constituent un moyen pratique et efficace de consommer une grande variété de nutriments essentiels à la santé sexuelle. Les fruits et légumes comme les épinards, le chou frisé, les betteraves, les carottes, les baies et les agrumes sont de riches sources

de vitamines, de minéraux, d'antioxydants et de composés phytochimiques qui favorisent la circulation, l'équilibre hormonal et le bien-être général.

2. Flux sanguin et circulation :
Un facteur clé de la fonction sexuelle est un flux sanguin adéquat vers la région génitale. Il a été démontré que certains fruits et légumes, en particulier ceux riches en nitrates comme les betteraves et les légumes-feuilles, améliorent la circulation sanguine et la vasodilatation, ce qui peut améliorer l'excitation et la réponse sexuelle.

3. Équilibre hormonal :
Les déséquilibres hormonaux, tels que la testostérone et les œstrogènes, peuvent avoir un impact sur la libido et la fonction sexuelle. Les jus contenant des ingrédients comme le céleri, le brocoli et la pastèque peuvent aider à soutenir l'équilibre hormonal en fournissant des nutriments essentiels et des composés phytochimiques

qui régulent la production et le métabolisme des hormones.

4. Protection antioxydante :
Le stress oxydatif provoqué par les radicaux libres peut endommager les cellules et les tissus de tout le corps, y compris ceux impliqués dans la fonction sexuelle. Les jus de fruits et légumes riches en antioxydants, comme les myrtilles, les fraises et les légumes-feuilles, peuvent aider à lutter contre le stress oxydatif et à protéger contre le déclin de la santé sexuelle lié à l'âge.

5. Détoxification et nettoyage :
Les toxines et les polluants provenant de sources environnementales peuvent s'accumuler dans l'organisme et nuire à la santé sexuelle. Les jus contenant des ingrédients détoxifiants comme le gingembre, le citron et la coriandre peuvent soutenir les processus naturels de détoxification du corps, favorisant ainsi la santé et la vitalité globales.

6. Énergie et endurance :
La fatigue et les faibles niveaux d'énergie peuvent diminuer le désir et les performances sexuels. Les jus contenant des ingrédients riches en nutriments fournissent une source naturelle d'énergie et d'endurance, soutenant l'endurance physique et la vitalité pour des expériences sexuelles améliorées.

7. Bien-être mental et émotionnel :
Le stress, l'anxiété et la dépression peuvent avoir un impact négatif sur le désir et la satisfaction sexuels. Les jus contenant des ingrédients améliorant l'humeur comme les bananes, les avocats et les légumes-feuilles foncés peuvent aider à réguler les neurotransmetteurs et favoriser des sentiments de relaxation, de bonheur et de connexion émotionnelle.

8. Hydratation et lubrification :

Une bonne hydratation est essentielle au maintien de muqueuses saines et d'une lubrification pendant l'activité sexuelle. Les jus de fruits et légumes hydratants, tels que les concombres, la pastèque et les oranges, peuvent soutenir les niveaux d'hydratation et favoriser une lubrification naturelle pour un confort et un plaisir améliorés.

9. Santé digestive :
Un système digestif sain est crucial pour l'absorption des nutriments et le bien-être général, y compris la santé sexuelle. Les jus contenant des ingrédients riches en fibres comme les pommes, les carottes et les épinards peuvent favoriser la santé et la régularité digestives, en réduisant les ballonnements et l'inconfort qui peuvent interférer avec le plaisir sexuel.

10. Soutien au style de vie :
En plus des jus de fruits, l'adoption d'une approche holistique de la santé sexuelle qui comprend de l'exercice régulier, la gestion

du stress, un sommeil suffisant et des relations saines est essentielle au bien-être général. Les jus peuvent compléter ces facteurs liés au mode de vie en offrant un moyen pratique et agréable de nourrir le corps et de soutenir la vitalité sexuelle.

Les jus offrent une stratégie naturelle et efficace pour améliorer la santé et le bien-être sexuels. En incorporant des fruits et légumes riches en nutriments à votre alimentation quotidienne, vous pouvez soutenir la circulation, l'équilibre hormonal, les niveaux d'énergie et la vitalité globale pour une vie sexuelle épanouie et satisfaisante. Alors, levez un verre aux jus pour la santé sexuelle et profitez des bienfaits des puissants élixirs de la nature.

Chapitre 1 : La science derrière la libido et la nutrition

Explorer la relation entre l'alimentation et la santé sexuelle

Dans le monde d'aujourd'hui, où la recherche d'une santé optimale englobe tous les aspects de notre vie, le lien entre nutrition et santé sexuelle fait l'objet d'une attention croissante. Cette note explore la relation complexe entre alimentation et libido, mettant en lumière les fondements scientifiques qui influencent notre vitalité sexuelle.

Comprendre la libido :
Au cœur du débat se trouve la libido, souvent appelée désir ou pulsion sexuelle. La libido est une interaction complexe de facteurs physiologiques, psychologiques et sociaux qui contribuent à notre excitation et à notre motivation sexuelles. Bien que la

libido puisse varier considérablement d'un individu à l'autre et être influencée par l'âge, l'équilibre hormonal, les niveaux de stress et la dynamique relationnelle, de nouvelles recherches suggèrent que la nutrition joue un rôle important dans la modulation de cet aspect essentiel de la sexualité humaine.

Nutrition et santé sexuelle :
La nutrition sert de carburant qui alimente notre corps, influençant tout, des niveaux d'énergie à l'équilibre hormonal. En matière de santé sexuelle, certains nutriments ont un impact profond sur la libido, la fonction sexuelle et la satisfaction sexuelle globale.

Nutriments clés pour la santé sexuelle :
1. Acides gras oméga-3 : présents dans les poissons gras comme le saumon, ainsi que dans les graines de lin et les noix, les acides gras oméga-3 soutiennent la santé cardiovasculaire et la circulation, des facteurs cruciaux pour atteindre et maintenir l'excitation.

2. Antioxydants : Les aliments riches en antioxydants, comme les fruits, les légumes et le chocolat noir, aident à combattre le stress oxydatif et l'inflammation, qui peuvent entraver la circulation sanguine et contribuer à la dysfonction érectile ou à la diminution du désir sexuel.

3. Zinc : Essentiels à la production de testostérone et à la santé des spermatozoïdes, les aliments riches en zinc comme les huîtres, le bœuf et les graines de citrouille jouent un rôle essentiel dans le maintien d'une libido et d'une fonction sexuelle saines.

4. Vitamines B : Les vitamines B, en particulier B6, B9 (folate) et B12, sont impliquées dans la synthèse des neurotransmetteurs et la régulation hormonale, influençant l'humeur, les niveaux d'énergie et le désir sexuel. Les sources comprennent les légumes-feuilles, les légumineuses, les œufs et les viandes maigres.

5. L-arginine : Un acide aminé qui favorise la vasodilatation et le flux sanguin vers les organes génitaux. Les aliments riches en L-arginine comme la volaille, les produits laitiers, les noix et les graines peuvent améliorer les performances et la satisfaction sexuelles.

Modèles alimentaires et santé sexuelle : En plus des nutriments individuels, des modèles alimentaires tels que le régime méditerranéen et le régime DASH (Approches diététiques pour arrêter l'hypertension) ont été associés à une amélioration de la fonction sexuelle et de la libido. Ces régimes mettent l'accent sur les aliments entiers, les protéines maigres, les fruits, les légumes et les graisses saines tout en limitant les aliments transformés, le sucre et les graisses malsaines, favorisant ainsi la santé cardiovasculaire et la circulation sanguine en général, pierre angulaire de la vitalité sexuelle.

Au-delà de la nutrition : facteurs liés au mode de vie ayant un impact sur la libido : Bien que la nutrition joue un rôle central dans la santé sexuelle, il est essentiel de reconnaître que d'autres facteurs liés au mode de vie, notamment l'exercice, la gestion du stress, la qualité du sommeil et la dynamique relationnelle, influencent également la libido et la fonction sexuelle. En adoptant une approche holistique de la santé et du bien-être, prenant en compte à la fois les facteurs nutritionnels et liés au mode de vie, les individus peuvent optimiser leur santé et leur vitalité sexuelles, favorisant ainsi une vie intime épanouissante et satisfaisante.

À mesure que notre compréhension de l'interaction complexe entre la nutrition et la santé sexuelle continue d'évoluer, il devient primordial de donner aux individus les connaissances et les ressources nécessaires pour faire des choix alimentaires éclairés. En donnant la priorité aux aliments riches en nutriments, en adoptant des habitudes de vie saines et en recherchant du soutien en cas de besoin, les individus peuvent exploiter le pouvoir de la nutrition pour améliorer leur libido, revitaliser leur santé sexuelle et retrouver une vie intime épanouissante et satisfaisante.

Des nutriments qui alimentent votre libido

Comprendre la relation complexe entre nutrition et libido est crucial pour optimiser la santé et la vitalité sexuelles. Cette note approfondit la science derrière la libido et met en évidence les nutriments clés qui jouent un rôle important dans l'alimentation du désir et de la fonction sexuelle.

La libido, souvent appelée désir ou pulsion sexuelle, est une interaction complexe de facteurs physiologiques, psychologiques et environnementaux. Bien que des facteurs tels que le stress, les hormones et la dynamique relationnelle influencent la libido, la nutrition joue également un rôle central dans le soutien de la santé et de la fonction sexuelle.

Le rôle des nutriments dans la libido

Les nutriments agissent comme des éléments constitutifs de divers processus physiologiques dans le corps, y compris ceux liés à la fonction sexuelle. Il a été démontré que certaines vitamines, minéraux et autres composés ont un impact direct sur la libido en soutenant la production d'hormones, en améliorant la circulation sanguine et en favorisant la santé sexuelle globale.

Nutriments clés pour la libido

1. Zinc : Ce minéral joue un rôle crucial dans la production de testostérone, une hormone

essentielle au maintien du désir et de la fonction sexuelle chez les hommes et les femmes. Les aliments riches en zinc comprennent les huîtres, le bœuf, les graines de citrouille et les pois chiches.

2. Vitamine D : De faibles niveaux de vitamine D ont été associés à une diminution de la libido et à un dysfonctionnement sexuel. L'exposition au soleil et les aliments enrichis tels que les poissons gras, les œufs et les produits laitiers enrichis sont d'excellentes sources de vitamine D.

3. Acides gras oméga-3 : Ces graisses saines soutiennent la santé cardiovasculaire et améliorent la circulation sanguine, essentielle à l'excitation et à la fonction sexuelles. Les sources d'acides gras oméga-3 comprennent les poissons gras (saumon, maquereau, sardines), les graines de lin, les graines de chia et les noix.

4. Vitamine C : Cette vitamine antioxydante aide à améliorer la circulation sanguine et soutient la santé des vaisseaux sanguins,

essentiels à l'excitation et à la performance sexuelles. Les agrumes, les baies, le kiwi et les poivrons sont d'excellentes sources de vitamine C.

5. Magnésium : Le magnésium joue un rôle dans la fonction des neurotransmetteurs et la relaxation musculaire, deux éléments importants pour la fonction sexuelle. Les aliments riches en magnésium comprennent les légumes-feuilles, les noix, les graines, les grains entiers et les légumineuses.

6. L-arginine : Cet acide aminé est un précurseur de l'oxyde nitrique, une molécule qui aide à détendre les vaisseaux sanguins et à améliorer le flux sanguin vers les organes génitaux, améliorant ainsi l'excitation et les performances. Les aliments riches en L-arginine comprennent la viande rouge, la volaille, le poisson, les produits laitiers et les noix.

7. Vitamines B : Les vitamines B, en particulier B6, B9 (folate) et B12, sont impliquées dans la régulation hormonale et la synthèse des neurotransmetteurs, qui

sont importantes pour la santé sexuelle. Les aliments riches en vitamines B comprennent les grains entiers, les légumes-feuilles, les légumineuses, les œufs et les viandes maigres.

8. Fer : Une carence en fer peut entraîner de la fatigue et une diminution des niveaux d'énergie, ce qui peut avoir un impact négatif sur la libido. La viande rouge, la volaille, le poisson, les haricots, les lentilles et les céréales enrichies sont de bonnes sources de fer.

Incorporer des aliments stimulant la libido dans votre alimentation

Pour optimiser la libido et la santé sexuelle, essayez d'incorporer une variété d'aliments riches en nutriments dans votre alimentation. Concentrez-vous sur les aliments entiers tels que les fruits, les légumes, les protéines maigres, les grains entiers, les noix, les graines et les graisses saines. De plus, maintenir une alimentation équilibrée, rester hydraté et limiter les aliments transformés et l'excès de sucre peuvent favoriser davantage le bien-être sexuel.

En comprenant la science derrière la libido et la nutrition et en incorporant des nutriments stimulant la libido dans votre alimentation, vous pouvez soutenir la santé et la vitalité sexuelles. N'oubliez pas que les besoins individuels peuvent varier, il est donc essentiel d'écouter votre corps et de consulter un professionnel de la santé pour des conseils personnalisés. Avec une approche holistique de la nutrition et du mode de vie, vous pouvez alimenter votre libido et retrouver votre bien-être sexuel.

Comment les jus peuvent améliorer les performances sexuelles

Dans la poursuite d'une vie sexuelle épanouie et dynamique, de nombreux facteurs entrent en jeu, notamment le mode de vie, l'état d'esprit et, bien sûr, la nutrition. La relation entre l'alimentation et la santé sexuelle est un domaine d'intérêt aussi bien pour les chercheurs que pour les passionnés de santé, des études révélant les liens complexes entre certains nutriments et la libido. Cette note se penche sur la science derrière la libido et la nutrition, explorant comment les jus peuvent jouer un rôle dans l'amélioration des performances sexuelles.

Le rôle de la nutrition dans la santé sexuelle

La nutrition joue un rôle crucial dans le soutien de la santé et du bien-être en général, et ses effets s'étendent également à la santé sexuelle. Certains nutriments se sont révélés avoir des avantages spécifiques pour la libido et la fonction sexuelle, notamment :

1. Zinc : Ce minéral essentiel est impliqué dans la production de testostérone, une hormone clé dans la régulation du désir et des performances sexuels. La carence en zinc a été associée à une diminution de la libido et à un dysfonctionnement sexuel chez les hommes et les femmes.

2. Vitamines C et E : Ces antioxydants aident à protéger contre le stress oxydatif et l'inflammation, qui peuvent avoir un impact négatif sur la santé sexuelle. La vitamine C participe également à la synthèse du collagène, qui soutient la santé des vaisseaux sanguins et la fonction érectile.

3. Acides gras oméga-3 : présents dans les poissons gras, les graines de lin et les noix, les acides gras oméga-3 ont des propriétés anti-inflammatoires et peuvent améliorer la

circulation sanguine, essentielle à la fonction érectile et à l'excitation sexuelle.

4. Arginine : Cet acide aminé est un précurseur de l'oxyde nitrique, une molécule qui aide à détendre les vaisseaux sanguins et à améliorer la circulation. L'augmentation de la consommation d'arginine peut améliorer la fonction érectile et la satisfaction sexuelle.

5. Phytonutriments : Présents dans les fruits et légumes colorés, les phytonutriments ont des propriétés antioxydantes et anti-inflammatoires qui soutiennent la santé globale et peuvent avoir un impact positif sur la fonction sexuelle.

Les avantages des jus pour la performance sexuelle

Le jus, processus d'extraction du jus des fruits et légumes, offre un moyen pratique et efficace de consommer une grande variété de nutriments qui soutiennent la santé sexuelle. Voici comment les jus peuvent améliorer les performances sexuelles :

1. Densité nutritionnelle : les jus permettent la consommation de grandes quantités de fruits et de légumes sous une forme concentrée, fournissant une dose puissante de vitamines, de minéraux et de phytonutriments qui soutiennent la santé globale, y compris la fonction sexuelle.

2. Hydratation : Une bonne hydratation est essentielle pour une santé sexuelle optimale, car elle aide à maintenir la circulation sanguine et la lubrification. Les jus fournissent une source hydratante de liquides, ainsi que des électrolytes essentiels qui favorisent l'hydratation et le bien-être général.

3. Santé digestive : De nombreux fruits et légumes utilisés dans les jus sont riches en fibres, qui soutiennent la santé digestive et

peuvent indirectement bénéficier à la fonction sexuelle en favorisant l'absorption des nutriments et en éliminant les toxines du corps.

4. Propriétés alcalinisantes : Certains fruits et légumes, comme les légumes-feuilles et les agrumes, ont des propriétés alcalinisantes qui aident à équilibrer les niveaux de pH dans le corps. Un environnement alcalin peut favoriser l'équilibre hormonal et la vitalité globale, qui sont des facteurs importants pour la santé sexuelle.

5. Variété et saveur : Les jus permettent la créativité et la variété dans la sélection des ingrédients, ce qui facilite l'incorporation d'une gamme diversifiée de nutriments dans l'alimentation. De plus, la douceur naturelle des fruits peut rehausser la saveur des jus, ce qui en fait un complément délicieux et agréable à l'alimentation quotidienne.

L'intégration de jus de fruits dans une alimentation équilibrée et nutritive peut être un moyen simple mais efficace de soutenir la santé sexuelle et d'améliorer les performances sexuelles. En fournissant une source concentrée de vitamines, de minéraux et de phytonutriments, les jus nourrissent le corps et favorisent la vitalité globale, contribuant ainsi à une vie sexuelle épanouie et satisfaisante. Cependant, il est important de se rappeler que même si les jus peuvent compléter un mode de vie sain, ils ne remplacent pas un traitement médical ou l'avis d'un professionnel. Comme pour tout changement alimentaire, il est conseillé de consulter un professionnel de la santé ou un nutritionniste pour s'assurer que les jus sont adaptés aux besoins et aux objectifs individuels. Grâce à des choix judicieux en matière de nutrition et de mode de vie, les individus peuvent s'autonomiser pour optimiser leur santé sexuelle et profiter pleinement des plaisirs de l'intimité.

Chapitre 2 : Les essentiels des jus

Pour commencer : choisir le bon presse-agrumes et les bons ingrédients

Les jus de fruits sont devenus de plus en plus populaires à mesure que de plus en plus de personnes cherchent à intégrer des habitudes saines à leur routine quotidienne. Que vous soyez un extracteur de jus chevronné ou que vous commenciez tout juste votre voyage vers une meilleure santé, comprendre les éléments essentiels de l'extraction de jus est crucial pour réussir. Dans ce guide complet, nous explorerons tout ce que vous devez savoir pour vous lancer dans les jus, de la sélection du bon presse-agrumes au choix des meilleurs ingrédients pour une nutrition et une saveur optimales.

Comprendre les avantages des jus

Avant d'aborder les aspects pratiques des jus, il est important de comprendre les innombrables avantages qu'ils offrent. Les jus vous permettent de consommer facilement une variété de fruits et légumes sous forme concentrée, fournissant une puissante dose de vitamines, de minéraux et d'antioxydants. En extrayant le jus des produits, vous pouvez bénéficier d'une énergie accrue, d'une digestion améliorée, d'une peau plus claire et d'une fonction immunitaire renforcée. De plus, les jus de fruits peuvent être un moyen pratique d'augmenter votre consommation de fruits et de légumes, en particulier pour ceux qui ont du mal à respecter les portions quotidiennes recommandées.

Choisir le bon presse-agrumes

L'une des premières décisions que vous devrez prendre lorsque vous commencerez votre parcours en matière de jus est de sélectionner le presse-agrumes adapté à vos besoins. Il existe plusieurs types de presse-agrumes, chacun avec ses propres caractéristiques et avantages. Les centrifugeuses sont populaires pour leur rapidité et leur efficacité, ce qui les rend idéales pour les débutants et ceux qui manquent de temps.

Les centrifugeuses à mastication, quant à elles, fonctionnent à des vitesses inférieures et produisent des jus avec une teneur plus élevée en nutriments et une durée de conservation plus longue. Les presse-agrumes à double vitesse offrent le plus haut niveau d'extraction de jus et conviennent bien aux amateurs sérieux de jus. Tenez compte de facteurs tels que le prix, la facilité d'utilisation et les exigences d'entretien lorsque vous choisissez une centrifugeuse qui correspond à vos préférences et à votre style de vie.

Explorer les ingrédients des jus
Une fois que vous avez sélectionné votre presse-agrumes, il est temps d'explorer le large éventail d'ingrédients disponibles pour la fabrication de jus. Les fruits comme les pommes, les oranges et les baies ajoutent de la douceur et de la saveur à vos jus, tandis que les légumes comme les épinards, le chou frisé et les concombres fournissent des vitamines et des minéraux essentiels.

Expérimentez avec différentes combinaisons de fruits et légumes pour trouver des profils de saveurs qui plaisent à vos papilles. N'ayez pas peur de faire preuve de créativité et d'incorporer des herbes, des épices et des superaliments comme le gingembre, le curcuma et les graines de chia pour des bienfaits supplémentaires pour la santé. N'oubliez pas de choisir des produits biologiques autant que possible pour minimiser l'exposition aux pesticides et aux produits chimiques.

Conseils pour réussir vos jus

Pour garantir une expérience de jus réussie, il y a quelques conseils à garder à l'esprit. Commencez par bien laver et préparer vos fruits et légumes, en enlevant les tiges, les graines ou les peaux dures. Expérimentez avec différentes combinaisons de produits pour trouver vos saveurs et profils nutritionnels préférés.

Buvez votre jus frais immédiatement pour maximiser le contenu nutritionnel et prévenir l'oxydation. Si vous ne parvenez pas à consommer votre jus tout de suite, conservez-le dans un récipient hermétique au réfrigérateur jusqu'à 24 heures. Et enfin, nettoyez soigneusement votre presse-agrumes après chaque utilisation pour éviter l'accumulation de bactéries et maintenir des performances optimales.

Les jus de fruits sont un moyen simple mais puissant d'améliorer votre santé et votre vitalité, offrant un moyen pratique de consommer une grande variété de fruits et légumes. En choisissant le bon presse-agrumes et les bons ingrédients, vous pouvez créer des concoctions délicieuses et nutritives qui favorisent votre bien-être général. Que vous cherchiez à adopter un mode de vie sain ou simplement à profiter du goût rafraîchissant d'un jus frais, les essentiels des jus vous guideront dans votre voyage vers une santé et une vitalité éclatantes.

Techniques de préparation de jus et conseils pour une rétention maximale des nutriments

Les jus sont devenus un moyen populaire de consommer une variété de fruits et de légumes, vous garantissant ainsi une bonne dose de vitamines, de minéraux et d'antioxydants sous une forme facilement digestible. La technique du jus consiste à extraire le contenu liquide des fruits et légumes frais, en laissant la pulpe. Bien que les jus puissent être un complément bénéfique à votre alimentation, la méthode d'extraction et la manipulation des ingrédients jouent un rôle crucial dans le résultat nutritionnel du jus. Cette note couvre les techniques essentielles d'extraction de jus et les conseils conçus pour maximiser la rétention des nutriments.

- Comprendre le jus

1. Types de presse-agrumes :
  - Centrifugeuses : Ces centrifugeuses déchiquetent les ingrédients avec un disque qui tourne rapidement pour en extraire le jus. Bien que rapides et économiques, ils ont tendance à générer de la chaleur et à

exposer les ingrédients à l'air, ce qui peut réduire les niveaux de nutriments.

- Extracteurs de jus à mastication (presse à froid) : ils fonctionnent à des vitesses plus lentes et écrasent les fruits et légumes contre un tamis, minimisant ainsi la chaleur et l'oxydation. Cette méthode préserve plus d'enzymes et de nutriments.

- Centrifugeuses triturantes : elles utilisent des engrenages doubles pour écraser et presser les produits à des vitesses encore plus lentes que les centrifugeuses masticatrices, offrant ainsi le rendement et la rétention des nutriments les plus élevés.

- Presses hydrauliques : elles extraient le jus en pressant la pulpe du fruit ou du légume sous haute pression, produisant un jus de la plus haute qualité en termes de densité nutritionnelle et de rendement.

- Maximiser la rétention des nutriments

2. Manipulation et préparation des ingrédients :

- La fraîcheur compte : utilisez des produits frais et biologiques pour éviter les pesticides et les produits chimiques. Les fruits et légumes frais conservent plus de nutriments.

- Stockage approprié : Conservez les produits dans un endroit frais et sombre ou dans des conditions réfrigérées pour ralentir la dégradation des nutriments.

- Préparation avant le jus : Lavez soigneusement tous les produits. Le pelage doit être évité autant que possible, car de nombreux nutriments et fibres se trouvent dans la peau.

3. Techniques de jus :

- Jus lent : utilisez un presse-agrumes lent si possible. La vitesse plus lente réduit l'exposition à la chaleur et à l'air, préservant les enzymes et empêchant l'oxydation.

- Extraction pulsée ou jus régulier : L'extraction pulsée peut parfois aider à réduire l'accumulation de température pendant l'extraction du jus.

4. Moment du jus :
   - Consommation immédiate : Boire le jus immédiatement après sa préparation pour bénéficier du maximum de nutriments. Retarder la consommation peut entraîner une perte de nutriments par oxydation.

5. Combinaisons de jus :
   - Ingrédients équilibrants : La combinaison d'une variété de fruits et de légumes peut aider à équilibrer les nutriments et à améliorer l'absorption. Par exemple, l'ajout d'un fruit riche en vitamine C comme l'orange aux jus de légumes à feuilles vertes peut améliorer l'absorption du fer contenu dans les légumes verts.
   - Ajouter des graisses : L'incorporation d'une petite quantité de graisses saines, comme de l'huile de lin ou une tranche d'avocat, peut augmenter la biodisponibilité des vitamines liposolubles.

- autres considérations

6. Température et stockage :
   - Gardez-le au frais : faites toujours le jus à des températures fraîches si possible et conservez les restes de jus dans des récipients hermétiques remplis à ras bord pour minimiser l'exposition à l'air, au réfrigérateur jusqu'à 24 heures.

7. Nettoyer votre presse-agrumes :
   - Nettoyage immédiat : Nettoyez votre presse-agrumes immédiatement après utilisation pour éviter que la pulpe et les résidus ne sèchent, ce qui rend le nettoyage plus difficile et peut abriter des bactéries.

8. Jus riches en nutriments :
   - Légumes-feuilles : Incorporez des légumes-feuilles comme les épinards, le chou frisé et la bette à carde, qui sont riches en vitamines A, C et K, ainsi qu'en minéraux comme le fer et le calcium.

- Herbes et épices : L'ajout d'ingrédients comme le persil, la coriandre, le curcuma ou le gingembre peut augmenter la teneur en antioxydants et le profil aromatique de vos jus.

Les jus, lorsqu'ils sont faits correctement, peuvent être un excellent moyen de compléter votre alimentation avec des nutriments de haute qualité. En choisissant le bon type de presse-agrumes, en manipulant correctement les ingrédients et en consommant le jus immédiatement, vous pouvez vous assurer que vous tirerez le maximum de bienfaits pour votre santé de vos efforts en matière de jus. N'oubliez pas que même si les jus de fruits sont bénéfiques, ils doivent compléter une alimentation équilibrée et riche en aliments entiers pour garantir que vous recevez suffisamment de fibres alimentaires et d'autres nutriments essentiels.

Intégrer les jus à votre routine quotidienne

Le jus est une tendance de santé populaire qui consiste à extraire les liquides nourrissants des fruits et légumes frais. Cela peut être un moyen puissant d'augmenter votre apport en vitamines, minéraux et antioxydants et, lorsqu'il est judicieusement intégré à votre routine quotidienne, il peut apporter de nombreux avantages pour la santé. Que vous cherchiez à augmenter votre énergie, à améliorer votre digestion ou simplement à augmenter votre apport quotidien en nutriments, comprendre les éléments essentiels des jus peut vous aider à démarrer du bon pied.

Pourquoi du jus ?
Le jus vous permet de consommer une quantité optimale de légumes de manière efficace. Certains découvrent qu'ils peuvent plus facilement atteindre leur objectif

quotidien en matière de légumes en les buvant au lieu de les manger entiers. Les jus peuvent également aider le corps à mieux absorber les nutriments, car ils décomposent les légumes et les fruits, contournant ainsi un système digestif qui peut parfois être sollicité. De plus, les jus peuvent être une façon amusante et savoureuse d'expérimenter les saveurs et de découvrir de nouvelles façons de savourer des produits frais.

Choisir le bon presse-agrumes
Il existe plusieurs types de presse-agrumes sur le marché, notamment les presse-agrumes centrifuges, à mastication et à trituration, chacun ayant ses propres avantages et inconvénients. Les centrifugeuses sont populaires en raison de leur rapidité et de leur prix abordable, mais elles peuvent être bruyantes et moins efficaces pour extraire le jus des légumes-feuilles ou de l'agropyre. Les presse-agrumes à mastication fonctionnent

à une vitesse plus lente, ce qui aide à préserver les nutriments et les enzymes et peut traiter une plus grande variété de légumes, notamment des légumes verts et des herbes. Les centrifugeuses trituratrices sont les plus efficaces et aussi les plus chères, idéales pour ceux qui prennent très au sérieux l'extraction de jus.

Comprendre quoi jus
Presque tous les fruits et légumes peuvent être pressés, mais certains sont plus bénéfiques que d'autres. Les légumes-feuilles comme les épinards, le chou frisé et la bette à carde regorgent de chlorophylle et de vitamines clés qui sont facilement absorbées sous forme de jus. Les carottes, les betteraves, les pommes et les concombres sont également excellents pour faire des jus, fournissant des nutriments essentiels et constituant une introduction savoureuse pour les nouveaux arrivants. Il est toutefois important de noter que les jus de fruits doivent être consommés avec

modération en raison de leur forte teneur en sucre.

Intégrer les jus à votre routine
Commencez votre journée avec un verre de jus comme rituel matinal pour vous hydrater et vous dynamiser après des heures de jeûne pendant la nuit. Cela peut également éviter la tentation de consommer des boissons trop sucrées au petit-déjeuner. Alternativement, boire du jus avant un repas peut constituer un excellent apéritif, vous aidant à vous sentir rassasié et réduisant ainsi l'apport calorique global.

Combinaisons de jus
Expérimentez avec différentes combinaisons pour maximiser les bienfaits pour la santé. Par exemple, un mélange de jus de gingembre, de citron et de betterave peut être un puissant détoxifiant, tandis que le concombre, la pomme et les épinards peuvent servir de stimulant énergétique revigorant. Comprendre les propriétés de

chaque ingrédient peut vous aider à adapter vos jus à vos besoins en matière de santé.

Sécurité et stockage
Il est préférable de consommer le jus frais immédiatement après avoir été pressé, car il peut rapidement perdre sa valeur nutritionnelle. Si vous conservez du jus, conservez-le dans un récipient hermétiquement fermé et consommez-le dans les 24 heures pour minimiser la perte de nutriments. Lavez toujours et, si nécessaire, épluchez les fruits et légumes pour éliminer les pesticides et les contaminants avant de les extraire.

Équilibrer les jus avec des aliments entiers
Même si les jus de fruits peuvent constituer un complément précieux à votre alimentation, ils ne doivent pas remplacer les aliments entiers, d'autant plus que les jus manquent de fibres, essentielles à une digestion saine. Assurez-vous que votre alimentation reste variée et équilibrée,

comprenant des fruits et légumes entiers, des céréales, des protéines et des graisses.

Les jus offrent un excellent moyen d'augmenter l'apport en nutriments et peuvent constituer un élément agréable de votre régime de santé quotidien. En comprenant comment sélectionner un presse-agrumes, quels produits choisir et comment préparer et conserver le jus en toute sécurité, vous pourrez profiter de tous les avantages que les jus ont à offrir tout en maintenant une alimentation équilibrée. Que vous soyez un presse-agrumes chevronné ou que vous débutiez, l'essentiel est de vous amuser et de profiter des saveurs vibrantes que la nature offre.

Chapitre 3 : Jus suralimentés pour la libido

Ingrédients aphrodisiaques : un guide des fruits, légumes et herbes stimulant la libido

Jus suralimentés pour la libido : ingrédients aphrodisiaques est un guide complet conçu pour aider les individus à stimuler leur libido grâce au pouvoir des jus naturels. Ce guide plonge dans le monde des fruits, légumes et herbes aphrodisiaques, expliquant leurs bienfaits et comment ils peuvent être utilisés pour créer des boissons puissantes qui améliorent la libido. Le livre n'est pas seulement un recueil de recettes, mais également une ressource éducative sur l'amélioration de la santé sexuelle et de la vitalité globale grâce à l'alimentation.

- Concepts clés expliqués :

1. Comprendre la libido :

Le livre commence par une exploration de ce qu'est la libido et de la manière dont elle est influencée par divers facteurs, notamment les hormones, le stress, le sommeil et la santé en général. Il jette les bases pour comprendre pourquoi certains aliments ont un impact sur le désir et les performances sexuels.

2. Le rôle de la nutrition dans la santé sexuelle :
Il y a une discussion détaillée sur la manière dont la nutrition joue un rôle essentiel dans la santé sexuelle. Il explique comment les nutriments affectent l'équilibre hormonal, la circulation sanguine et les niveaux d'énergie, qui sont tous cruciaux pour une libido saine.

- Aperçu détaillé des ingrédients aphrodisiaques :

3. Fruits:

- Pastèque : Riche en citrulline, qui contribue à augmenter le flux sanguin vers les organes sexuels.
- Avocat : Chargé de potassium et de vitamine E, améliorant l'énergie et l'endurance.
- Bananes : Riches en potassium et en vitamines B, essentielles à la production d'hormones.
- Figues : Célébrées pour leur forme et leur texture, les figues sont riches en acides aminés qui peuvent augmenter la libido.

4. Légumes :
- Céleri : Contient de l'androsténone et de l'androsténol, des phéromones qui peuvent augmenter l'excitation sexuelle.
- Épinards : Riche en magnésium, qui peut aider à dilater les vaisseaux sanguins pour une meilleure circulation sanguine.
- Betteraves : Connues pour leur capacité à stimuler la production d'oxyde nitrique et à améliorer la circulation.

5. Herbes :
- Ginseng : Une racine puissante connue
pour améliorer la fonction érectile et le désir
sexuel.
- Maca : Souvent appelée Viagra péruvien,
elle aide à équilibrer les hormones et à
augmenter l'endurance.
- Ginkgo Biloba : Améliore la circulation et
est censé améliorer la fonction sexuelle en
stimulant la circulation sanguine.

- Recettes et combinaisons de jus :

6. Recettes de jus :
Le livre propose une variété de recettes
combinant ces ingrédients aphrodisiaques
dans des jus délicieux et puissants. Chaque
recette comprend des instructions détaillées
et des informations nutritionnelles
expliquant comment chaque ingrédient
contribue à augmenter la libido.

7. Comment intégrer ces jus à votre routine
quotidienne :

Des conseils pratiques pour intégrer ces jus aux repas quotidiens, que ce soit comme tonique le matin, comme énergisant l'après-midi ou comme prélude intime à une soirée.

- Considérations relatives à la santé :

8. Sécurité et allergies :
Les mises en garde importantes et les effets secondaires potentiels liés à des ingrédients spécifiques sont discutés. Le livre conseille de consulter un professionnel de la santé avant de commencer tout nouveau régime, en particulier pour les personnes souffrant de problèmes de santé sous-jacents ou qui prennent des médicaments.

9. Équilibrer les jus stimulant la libido avec un mode de vie sain :
Souligne que même si ces jus peuvent contribuer à la santé sexuelle, ils sont plus efficaces lorsqu'ils sont utilisés en conjonction avec une alimentation

équilibrée, de l'exercice régulier et un sommeil suffisant.

Jus suralimentés pour la libido : ingrédients aphrodisiaques vise non seulement à améliorer la vitalité sexuelle grâce à des aliments spécifiques, mais également à encourager une approche holistique de la santé et du bien-être. C'est un guide essentiel pour tous ceux qui cherchent à augmenter naturellement leur libido et à améliorer leur santé sexuelle grâce au pouvoir des jus.

Recettes de jus énergisants

Aujourd'hui, maintenir un niveau d'énergie et une libido saine peut souvent sembler un défi. L'alimentation joue un rôle crucial dans l'amélioration des deux, et l'incorporation de jus spécifiques riches en nutriments dans votre routine quotidienne peut être un moyen puissant d'améliorer votre vitalité et votre santé sexuelle. Ce guide explore diverses recettes de jus énergisants spécialement conçues pour améliorer la libido et le bien-être général.

Le rôle de la nutrition dans la libido
La libido, ou désir sexuel, peut être influencée par divers facteurs, notamment les niveaux d'hormones, le stress, la qualité du sommeil et l'état de santé général. Les nutriments jouent un rôle direct dans tous ces domaines. Par exemple, certaines vitamines et certains minéraux peuvent augmenter les niveaux de testostérone et d'œstrogènes, améliorer la circulation sanguine et améliorer l'humeur, ce qui peut tous augmenter la libido.

Nutriments clés pour améliorer la libido

- Vitamine C : Améliore la circulation sanguine et augmente l'excitation. Trouvé dans les oranges, les fraises et le kiwi.
- Zinc : Booste la production de testostérone, essentielle à la libido masculine et féminine. Les sources riches comprennent les épinards, l'ail et les graines de citrouille.
- Magnésium : Réduit le stress et l'anxiété, augmentant ainsi potentiellement la libido. Disponible en légumes-feuilles comme les épinards et la bette à carde.
- Potassium : Aide à l'équilibre hormonal et aux niveaux d'énergie. Les bananes et les avocats en sont d'excellentes sources.
- Antioxydants : Combattent le stress oxydatif et soutiennent la santé vasculaire, essentielle à la fonction sexuelle. Les baies, les grenades et les betteraves sont d'excellents choix.

Recettes de jus suralimentés
Voici plusieurs recettes conçues pour améliorer l'énergie et la libido :

1. Désir tropical
   - 1 tasse d'ananas frais
   - 1 orange pelée
   - 1/2 banane
   - 1/2 pouce de racine de gingembre
   - Facultatif : Une pincée de poivre de Cayenne pour un piquant supplémentaire

 Ce jus regorge de vitamine C provenant d'orange et d'ananas, améliorant la circulation sanguine et l'humeur. Le gingembre ajoute une saveur piquante et stimule la circulation.

2. Le bonheur des baies
   - 1 tasse de petits fruits mélangés (fraises, myrtilles, framboises)
   - 1 petite betterave pelée et tranchée
   - 1/2 pomme pour la douceur

 Les baies et les betteraves sont riches en antioxydants, qui favorisent la santé vasculaire et améliorent la circulation sanguine, ce qui peut stimuler la libido.

3. Élixir vert
  - 1 tasse d'épinards
  - 1 pomme verte
  - 1/2 concombre
  - 1/2 citron pelé
  - Une poignée de menthe

Ce jus vert est chargé de magnésium pour réduire le stress et améliorer l'humeur. Le goût rafraîchissant de menthe et de citron s'ajoute aux propriétés tonifiantes du jus.

4. Lever de soleil épicé
  - 1 grosse carotte
  - 1/2 patate douce pelée
  - 1/2 pouce de curcuma ou de racine de gingembre
  - 1/4 cuillère à café de cannelle

Les carottes et les patates douces sont riches en vitamine A et en antioxydants, essentiels à la synthèse hormonale et à l'amélioration de la libido. Le curcuma et la cannelle aident à réduire l'inflammation et à améliorer la santé cardiaque.

5. Smoothie d'amour à l'avocat
   - 1 avocat mûr
   - 1 banane
   - 1 tasse d'eau de coco
   - 1 cuillère à soupe de miel ou au goût

L'avocat est riche en potassium et en graisses saines pour le cœur, essentielles à la production d'hormones et à la libido. La banane ajoute une texture crémeuse et un supplément de potassium.

Utilisation et avantages
Il est préférable de consommer ces jus frais, idéalement le matin ou en début d'après-midi, pour maximiser leurs effets énergisants. Une consommation régulière peut entraîner une amélioration des niveaux d'énergie, une meilleure circulation, une

meilleure humeur et une augmentation notable de la libido.

En intégrant ces jus suralimentés à votre alimentation quotidienne, vous améliorez non seulement votre libido, mais contribuez également à votre santé globale. Ces boissons riches en nutriments constituent un moyen naturel et délicieux d'améliorer votre santé sexuelle et votre niveau d'énergie.

Jus pour améliorer le flux sanguin et la circulation

Lorsqu'il s'agit de stimuler la libido et d'améliorer la santé sexuelle, le rôle de la nutrition ne peut être surestimé. Les jus suralimentés, riches en nutriments spécifiques, peuvent améliorer considérablement le flux sanguin et la circulation, qui sont cruciaux pour les performances sexuelles et la vitalité globale. Dans cette exploration détaillée, nous examinerons comment certains jus peuvent être utilisés pour améliorer la libido en nous concentrant sur les ingrédients clés qui stimulent la circulation sanguine et améliorent la santé cardiovasculaire.

- Ingrédients clés pour les jus stimulant la libido

1. Betteraves : Les betteraves sont riches en nitrates, que l'organisme transforme en oxyde nitrique. L'oxyde nitrique aide à dilater les vaisseaux sanguins, améliorant ainsi la circulation sanguine vers toutes les parties du corps, y compris la région génitale. Cela peut améliorer la fonction érectile et l'excitation sexuelle globale.

2. Pastèque : Ce fruit contient de la citrulline, un acide aminé qui peut

augmenter les niveaux d'oxyde nitrique dans le corps. Comme les betteraves, cela a pour effet de détendre les vaisseaux sanguins et d'augmenter le flux sanguin, ce qui peut améliorer l'endurance et les performances sexuelles.

3. Grenade : Des études ont montré que le jus de grenade peut abaisser la tension artérielle et améliorer la circulation sanguine. La grenade est également riche en antioxydants, qui protègent l'oxyde nitrique présent dans le corps contre la destruction par les radicaux libres.

4. Gingembre : Le gingembre est un autre puissant booster de circulation. Il agit en dilatant les vaisseaux sanguins et en augmentant la chaleur corporelle, ce qui aide le sang à circuler plus librement, améliorant ainsi la sensation et le plaisir sexuels.

5. Ail : Bien qu'il ne soit pas traditionnellement utilisé dans les jus, l'ail peut en être un puissant ajout. L'ail contient de l'allicine, qui peut améliorer la circulation sanguine et augmenter la flexibilité des vaisseaux sanguins. De petites quantités peuvent être extraites de jus avec d'autres légumes pour masquer la forte saveur.

6. Légumes-feuilles : Les épinards, le chou frisé et autres légumes-feuilles sont riches en nitrates, tout comme les betteraves. Ils regorgent également d'antioxydants, de vitamines et de minéraux qui favorisent la santé globale et soutiennent la santé vasculaire.

- Créer votre jus qui améliore la libido

Pour préparer un jus suralimenté destiné à améliorer la libido, envisagez une combinaison comprenant plusieurs des ingrédients énumérés ci-dessus. Par exemple, un jus puissant peut être composé de betterave rouge, d'une tranche de pastèque, d'une poignée de graines de grenade, d'un petit morceau de gingembre et d'une feuille verte comme des épinards. Cette combinaison améliore non seulement la circulation sanguine, mais améliore également l'endurance et peut aider à maintenir les niveaux d'énergie.

- Conseils pour les jus

- Utilisez des ingrédients frais : utilisez toujours des fruits et légumes frais pour maximiser les bienfaits nutritionnels et la saveur de vos jus.
- Produits biologiques : choisissez des produits biologiques lorsque cela est possible pour éviter les pesticides et les produits chimiques qui peuvent affecter l'équilibre hormonal et la santé en général.
- Une bonne hydratation : n'oubliez pas que l'hydratation est essentielle à la santé vasculaire globale, incluez donc des

ingrédients hydratants et buvez beaucoup d'eau tout au long de la journée.
- La cohérence est la clé : la consommation régulière de ces jus peut aider à maintenir leurs bienfaits, alors incluez-les dans votre routine quotidienne.

- **Considérations relatives à la santé**

Bien que ces jus soient naturels et généralement considérés comme sûrs, il est important de les consommer dans le cadre d'une alimentation équilibrée. Les personnes souffrant de certaines conditions médicales, telles que des calculs rénaux ou un reflux gastro-œsophagien, doivent faire preuve de prudence, en particulier avec les jus de betterave et d'agrumes. Consultez toujours un professionnel de la santé si vous n'êtes pas sûr d'introduire un nouvel élément dans votre alimentation, surtout si vous prenez des médicaments ou si vous souffrez d'un problème de santé chronique.

Les jus suralimentés sont un moyen délicieux et naturel d'augmenter la libido et d'améliorer la santé sexuelle en stimulant le flux sanguin et la circulation. En incorporant ces jus à votre routine quotidienne, vous pouvez profiter du double bénéfice d'une vitalité sexuelle accrue et d'un bien-être général amélioré. Qu'il s'agisse d'un début de journée rafraîchissant ou d'une manière douce de terminer vos repas, ces jus pourraient être le coup de pouce dont votre corps a besoin pour donner le meilleur de lui-même, aussi bien dans la chambre qu'à l'extérieur.

Chapitre 4 : Jus pour l'équilibre hormonal

Comprendre les influences hormonales sur la libido

L'équilibre hormonal est crucial pour maintenir la santé et le bien-être en général, y compris la santé sexuelle et la libido. Le système endocrinien, qui régule les hormones, influence tout, de l'humeur et des niveaux d'énergie à la fonction sexuelle et à la libido. Les déséquilibres hormonaux peuvent entraîner divers symptômes, notamment des fluctuations du désir sexuel. Les jus de fruits, dans le cadre d'une alimentation équilibrée, peuvent être un moyen naturel et efficace de soutenir l'équilibre hormonal et potentiellement de stimuler la libido.

Comprendre les hormones et la libido

La libido, ou désir sexuel, est largement influencée par des hormones telles que les œstrogènes, la testostérone et la progestérone. Chez les femmes, les œstrogènes et la progestérone jouent un rôle important dans la fonction sexuelle, affectant tout, du désir sexuel à la lubrification vaginale. Chez les hommes, la testostérone est l'hormone clé qui influence la libido. Un déséquilibre de l'une de ces hormones peut entraîner une diminution de la libido et d'autres problèmes de santé sexuelle.

Le rôle de la nutrition dans l'équilibre hormonal

La nutrition joue un rôle central dans le soutien du système endocrinien. Les vitamines, les minéraux et les antioxydants présents dans les fruits et légumes aident à détoxifier le corps et soutiennent la production et la régulation des hormones. Les jus sont un excellent moyen de consommer une quantité concentrée de ces nutriments, ce qui peut contribuer à améliorer l'équilibre hormonal global.

Ingrédients efficaces pour les jus

1. Légumes crucifères – Le brocoli, le chou frisé, le chou-fleur et le chou de Bruxelles sont riches en indole-3-carbinol, qui aide à détoxifier l'excès d'œstrogènes du corps. Ceci est particulièrement bénéfique pour les femmes à dominance en œstrogènes, une condition qui peut supprimer la libido.

2. Agrumes – Riches en vitamine C, les agrumes comme les oranges, les pamplemousses et les citrons aident à améliorer la fonction immunitaire globale et à réduire les niveaux de cortisol. Un cortisol élevé peut avoir un impact négatif sur les hormones sexuelles.

3. Betteraves – Riches en bore minéral, associé à la production d'hormones

sexuelles. Les betteraves contribuent également à augmenter le flux sanguin, ce qui peut améliorer la libido.

4. Gingembre – Connu pour ses propriétés anti-inflammatoires, le gingembre peut améliorer la circulation et améliorer le flux sanguin, ce qui est important pour la fonction sexuelle.

5. Grenade – Des études suggèrent que le jus de grenade peut augmenter les niveaux de testostérone chez les hommes et les femmes, stimulant potentiellement le désir sexuel et l'humeur.

6. Légumes-feuilles – Les épinards, les blettes et autres légumes-feuilles sont riches en magnésium, un minéral qui soutient la production d'hormones sexuelles.

Recettes de jus pour l'équilibre hormonal

1. Détoxifiant vert

- 2 tasses de chou frisé
- 1 tasse d'épinards
- 1/2 pomme verte
- 1/2 citron pelé
- un morceau de gingembre de 1 pouce

Ce jus aide à détoxifier le foie, ce qui est crucial pour la régulation des hormones.

2. Le bonheur de la betterave
- 1 grosse betterave
- 1 pomme
- 1 carotte
- un morceau de gingembre de 1 pouce

Ce mélange soutient non seulement la santé hormonale, mais améliore également la circulation, augmentant ainsi la libido.

3. Explosion d'agrumes
- 2 oranges
- 1/2 pamplemousse
- 1/2 citron

Ce jus riche en vitamine C aide à réduire les niveaux de cortisol et soutient l'équilibre hormonal global.

Les jus pour l'équilibre hormonal ne se limitent pas à améliorer la libido. Il englobe une approche holistique pour nourrir le corps et soutenir le système endocrinien. Un régime de jus bien planifié, combiné à une alimentation équilibrée et à un mode de vie sain, peut contribuer de manière significative à la santé hormonale, en ayant un impact positif sur la libido et la vitalité globale. Consultez toujours un professionnel de la santé avant de commencer tout nouveau régime alimentaire, surtout si vous avez des problèmes de santé sous-jacents ou si vous prenez des médicaments.

Ingrédients et recettes équilibrant les hormones

Les jus pour l'équilibre hormonal impliquent d'incorporer à votre alimentation des fruits, des légumes et des herbes spécifiques connus pour leur potentiel à réguler les niveaux hormonaux. Cette approche peut être particulièrement utile pour lutter contre les déséquilibres hormonaux qui affectent l'humeur, le métabolisme, la fertilité et la santé globale. Ici, nous explorons les ingrédients clés qui équilibrent les hormones et proposons des recettes pour les intégrer dans une alimentation équilibrée.

Ingrédients équilibrants hormonaux :

1. Légumes crucifères :
   - Exemples : brocoli, chou-fleur, chou frisé et chou de Bruxelles.
   - Bienfaits : Ces légumes contiennent de l'indole-3-carbinol, qui est converti dans

l'organisme en un composé appelé DIM (diindolylméthane). Le DIM aide à équilibrer les niveaux d'œstrogènes et il a été démontré qu'il favorise un équilibre sain entre les bons métabolites et les métabolites potentiellement nocifs des œstrogènes.

2. Légumes-feuilles :
  - Exemples : épinards, blettes et chou vert.
  - Bienfaits : Riche en magnésium, qui joue un rôle crucial dans la régulation hormonale. Le magnésium peut soulager les symptômes du syndrome prémenstruel et soutenir la fonction thyroïdienne.

3. Baies :
  - Exemples : Myrtilles, fraises et framboises.
  - Avantages : Riche en antioxydants, qui protègent les cellules des dommages, y compris les cellules qui produisent des hormones. Ils aident également à réduire l'inflammation et peuvent aider à gérer les sautes d'humeur d'origine hormonale.

4. Agrumes :
   - Exemples : Citrons, oranges et pamplemousses.
   - Bienfaits : Ils sont riches en vitamine C, essentielle au fonctionnement des glandes surrénales. Les glandes surrénales jouent un rôle important dans la production d'hormones, notamment les hormones du stress, le cortisol et l'adrénaline.

5. Avocat :
   - Bienfaits : Riche en bêta-sitostérol, qui peut aider à équilibrer le cortisol, l'hormone du stress. Les avocats sont également riches en graisses monoinsaturées, essentielles à la production d'hormones reproductives.

6. Graines :
   - Exemples : graines de lin, graines de chia et graines de citrouille.
   - Bienfaits : Les graines de lin sont particulièrement connues pour leurs lignanes, qui peuvent aider à équilibrer les

niveaux d'œstrogènes. Les graines de citrouille sont riches en zinc, essentiel à la production de testostérone et de progestérone.

7. Betteraves :
  - Avantages : Riche en nitrates qui améliorent la circulation sanguine et peuvent aider à abaisser la tension artérielle. Les betteraves contiennent également de la bétaïne, qui soutient la fonction hépatique et aide l'organisme à éliminer les excès d'hormones.

8. Herbes :
  - Exemples : Maca, ashwagandha et curcuma.
  - Bienfaits : La racine de maca est connue pour sa capacité à améliorer la fertilité et à équilibrer les niveaux d'hormones. L'Ashwagandha soutient la fonction thyroïdienne et aide à réguler les niveaux de cortisol. Le curcuma, avec son ingrédient actif curcumine, possède de puissantes

propriétés anti-inflammatoires et peut contribuer à l'équilibre hormonal.

Recettes de jus pour l'équilibre hormonal :

1. Jus vert détox :
   - Ingrédients : 1 tasse de chou frisé, ½ tasse d'épinards, 1 pomme verte, ½ concombre, 1 branche de céleri, jus de ½ citron.
   - Bienfaits : Détoxifie le corps et soutient la santé du foie, essentiel à l'équilibre hormonal.

2. Boost de baies et d'agrumes :
   - Ingrédients : 1 tasse de fruits mélangés, 1 orange, ½ pamplemousse, 1 carotte.
   - Avantages : Augmente l'apport en antioxydants et soutient la santé des surrénales.

3. Jus anti-inflammatoire :

- Ingrédients : ½ betterave, 1 pouce de racine de curcuma, 1 pouce de racine de gingembre, 1 carotte, 1 pomme.
- Bienfaits : Réduit l'inflammation et favorise la détoxification du foie.

4. Jus de puissance de graines :
- Ingrédients : 1 pomme, 1 poire, 1 cuillère à soupe de graines de lin moulues, 1 cuillère à soupe de graines de chia, le jus d'1 citron.
- Bienfaits : Équilibre les œstrogènes et favorise la santé digestive.

Lorsque vous utilisez des jus de fruits comme outil d'équilibre hormonal, il est important de maintenir une alimentation équilibrée et de consulter des professionnels de la santé, en particulier pour les personnes souffrant de problèmes de thyroïde ou d'autres troubles hormonaux. Les jus de fruits peuvent être un complément puissant aux changements de mode de vie, aux médicaments et à d'autres ajustements alimentaires visant à atteindre l'équilibre hormonal.

Gérer le stress et les niveaux de cortisol grâce aux jus

Les jus pour l'équilibre hormonal, en particulier dans la gestion du stress et des niveaux de cortisol, offrent une approche naturelle et holistique pour améliorer la santé et le bien-être en général. Lorsque nos hormones sont déséquilibrées, en particulier les hormones du stress comme le cortisol, cela peut entraîner divers problèmes de santé, notamment la fatigue, la prise de poids et les troubles de l'humeur. Les jus de fruits peuvent jouer un rôle crucial en aidant à réguler ces hormones en fournissant au corps une source concentrée de nutriments qui soutiennent la santé hormonale.

Comprendre le cortisol et ses effets

Le cortisol, souvent appelé hormone du stress, est produit par les glandes surrénales en réponse au stress et à une faible concentration de glucose dans le sang. Bien que le cortisol soit vital pour diverses fonctions corporelles, notamment la régulation du métabolisme et la réponse immunitaire, des niveaux chroniques élevés de cortisol peuvent entraîner plusieurs problèmes de santé. Ceux-ci incluent la suppression de l'immunité, l'hypertension, l'hyperglycémie, la résistance à l'insuline, les envies de glucides, le syndrome métabolique et l'augmentation de la graisse abdominale.

- Nutriments clés et leurs rôles

Plusieurs nutriments sont particulièrement importants pour gérer les niveaux de cortisol et améliorer l'équilibre hormonal :

1. Vitamine C – Présente en grande quantité dans les agrumes, les poivrons et les légumes-feuilles foncés, il a été démontré que la vitamine C aide à réduire les niveaux de cortisol et à améliorer la réponse du corps au stress.

2. Magnésium – Souvent appelé minéral de relaxation, le magnésium se trouve dans les épinards, les blettes et les graines de citrouille. Il aide à calmer le système nerveux et est essentiel à des centaines de réactions biochimiques dans le corps, y compris celles qui aident à réguler les niveaux de cortisol.

3. Vitamines B – Elles sont essentielles à la production d'énergie et au bon fonctionnement du système nerveux. Les vitamines B peuvent aider à améliorer

l'humeur et à réduire le stress, entraînant ainsi une baisse des niveaux de cortisol. Les bonnes sources comprennent les légumes-feuilles, les betteraves et les avocats.

4. Acides gras oméga-3 – Bien qu'on ne les trouve généralement pas dans le jus, l'ajout d'un peu d'huile de lin ou de graines de chia à votre jus peut fournir des oméga-3, connus pour réduire l'inflammation et aider à gérer les niveaux de stress.

5. Antioxydants – Les fruits et légumes comme les myrtilles, les pommes et les carottes sont riches en antioxydants, qui combattent le stress oxydatif, un sous-produit des niveaux élevés de cortisol.

- Recettes de jus efficaces pour l'équilibre hormonal

1. Bonté verte – Épinards, chou frisé, concombre, pomme verte, céleri et citron.

Ce jus est riche en magnésium, en vitamine C et en vitamines B.

2. Citrus Bliss – Oranges, pamplemousse, citron et un soupçon de menthe. Ce mélange rafraîchissant stimule la vitamine C pour aider à réguler les niveaux de cortisol.

3. Berry Boost – Myrtilles, fraises, framboises et une petite betterave. Les baies et les betteraves sont riches en antioxydants et en nitrates naturels, qui améliorent la circulation sanguine et réduisent le stress.

4. Calme tropical – Eau d'ananas, de mangue et de coco. L'ananas contient de la bromélaïne, une enzyme qui peut aider à améliorer la digestion et à réduire l'inflammation.

- Conseils pour les jus

- Utilisez toujours des produits frais et biologiques pour minimiser l'exposition aux pesticides.
- Boire du jus à jeun pour maximiser l'absorption des nutriments.
- Évitez d'ajouter trop de fruits pour éviter une consommation excessive de sucre.
- Buvez immédiatement du jus fraîchement préparé pour bénéficier de toute la teneur en nutriments.

Intégrer des jus de fruits à votre routine quotidienne peut être un moyen puissant de soutenir l'équilibre hormonal et de gérer le stress et les niveaux de cortisol. En sélectionnant les bons ingrédients, vous pouvez exploiter le pouvoir curatif naturel des fruits et légumes pour améliorer votre santé et votre résilience face au stress.

N'oubliez pas que même si les jus de fruits peuvent être un complément bénéfique à une alimentation équilibrée, ils doivent faire partie d'une approche globale de la santé qui inclut d'autres facteurs liés au mode de vie tels que l'exercice régulier, un sommeil suffisant et des techniques de gestion du stress.

Chapitre 5 : Soutenir naturellement la santé sexuelle

Jus détoxifiants pour un corps et un esprit sains

Maintenir une santé sexuelle optimale est essentiel au bien-être général. Cependant, de nombreuses personnes peuvent être confrontées à des problèmes liés à la santé sexuelle en raison de facteurs tels qu'une mauvaise alimentation, un mode de vie sédentaire, le stress et les toxines environnementales. Heureusement, il existe des moyens naturels de favoriser la santé sexuelle, et une méthode efficace consiste à consommer des jus détoxifiants.

Soutenir naturellement la santé sexuelle : des jus détoxifiants pour un corps et un esprit sains explore l'intersection entre la nutrition, la désintoxication et le bien-être sexuel. Dans ce guide complet, les lecteurs découvriront comment l'incorporation de jus frais et riches en nutriments dans leur routine quotidienne peut aider à nettoyer le corps, à stimuler la vitalité et à améliorer la fonction sexuelle.

Il se penche sur les problèmes courants pouvant avoir un impact sur la fonction sexuelle, tels que les déséquilibres hormonaux, l'inflammation et le stress oxydatif, et explique comment les jus détoxifiants peuvent aider à lutter contre ces facteurs sous-jacents.

Chaque chapitre explore un aspect différent de la santé sexuelle et propose de délicieuses recettes de jus spécialement conçues pour cibler ces domaines. Des mélanges équilibrant les hormones aux concoctions riches en antioxydants, les lecteurs trouveront une variété de recettes adaptées pour soutenir la libido, l'endurance, la fertilité et la vitalité sexuelle globale.

De plus, le livre va au-delà des simples recettes en fournissant des informations détaillées sur les bienfaits nutritionnels de chaque ingrédient utilisé dans les jus. Les lecteurs découvriront les vitamines, minéraux, antioxydants et phytonutriments spécifiques présents dans les fruits, les légumes et les herbes qui contribuent à la santé sexuelle et au bien-être.

De plus, le livre souligne l'importance de la santé holistique en abordant les facteurs liés au mode de vie qui peuvent avoir un impact sur la fonction sexuelle, tels que l'exercice, la gestion du stress et un sommeil adéquat. Il propose des conseils pratiques et des stratégies pour intégrer ces pratiques dans la vie quotidienne afin de promouvoir une vie sexuelle équilibrée et épanouissante.

Soutenir la santé sexuelle naturellement aborde également les idées fausses et les mythes courants concernant la santé sexuelle et la désintoxication, en fournissant des informations fondées sur des preuves pour permettre aux lecteurs de faire des choix éclairés concernant leur santé.

Dans l'ensemble, ce livre constitue une ressource complète pour tous ceux qui cherchent à optimiser naturellement leur santé sexuelle. Que vous soyez aux prises avec des problèmes de santé sexuelle spécifiques ou que vous souhaitiez simplement améliorer votre bien-être général, les jus détoxifiants et les stratégies de style de vie décrits dans ce guide offrent une approche holistique pour soutenir la vitalité sexuelle et atteindre un corps et un esprit sains.

En profitant du pouvoir des ingrédients curatifs de la nature et en adoptant une approche holistique du bien-être, les lecteurs peuvent se lancer dans un voyage vers une santé sexuelle, une vitalité et un épanouissement améliorés. Soutenir la santé sexuelle naturellement n'est pas seulement un livre, c'est une feuille de route vers une vie plus saine, plus heureuse et plus dynamique.

Recettes pour le soutien du système immunitaire et le bien-être général

Maintenir une santé sexuelle optimale est essentiel pourbien-être hCependant, avec l'abondance d'aliments transformés et de facteurs de stress liés au mode de vie, de nombreuses personnes ont du mal à donner la priorité à leur santé sexuelle. Cette note vise à fournir des informations et des conseils précieux pour soutenir naturellement la santé sexuelle grâce à des recettes saines conçues pour renforcer le système immunitaire et promouvoir le bien-être général.

Comprendre l'importance de la santé sexuelle va au-delà de l'intimité physique ; il englobe le bien-être émotionnel, mental et social. Soutenir la santé sexuelle nécessite une approche holistique qui prend en compte divers facteurs, notamment la nutrition, l'exercice, la gestion du stress et l'hygiène du sommeil.

Le rôle de la nutrition dans la santé sexuelle :
La nutrition joue un rôle crucial dans le soutien de la santé sexuelle en fournissant les nutriments essentiels qui alimentent le corps et favorisent l'équilibre hormonal. L'incorporation d'aliments riches en nutriments dans votre alimentation peut augmenter la libido, améliorer la fonction sexuelle et stimuler la vitalité globale. Les recettes incluses dans ce livre sont soigneusement élaborées pour exploiter le

pouvoir des ingrédients naturels connus pour leurs propriétés aphrodisiaques et leurs bienfaits immunitaires.

Recettes pour le soutien du système immunitaire :
Un système immunitaire fort est essentiel au maintien de la santé sexuelle et du bien-être général. Les recettes de ce livre se concentrent sur l'incorporation d'ingrédients stimulant le système immunitaire tels que des fruits, des légumes, des herbes et des épices riches en antioxydants, vitamines et minéraux. Des bols de smoothie vibrants aux soupes nourrissantes et aux salades copieuses, chaque recette est conçue pour soutenir la fonction immunitaire et améliorer la vitalité.

Aliments aphrodisiaques et leurs bienfaits :
Certains aliments sont vénérés depuis des siècles pour leurs propriétés aphrodisiaques, censées améliorer le désir sexuel, l'excitation et la performance. Ce livre

explore la science derrière ces aliments aphrodisiaques et comment ils peuvent avoir un impact positif sur la santé sexuelle. Des desserts décadents au chocolat noir aux plats de fruits de mer alléchants et aux tisanes aromatiques, chaque recette célèbre les plaisirs sensuels de la nourriture tout en nourrissant le corps et l'esprit.

Gestion du stress et santé sexuelle :
Le stress chronique peut avoir un impact négatif sur la santé sexuelle en affectant les niveaux d'hormones, la libido et la vitalité globale. L'intégration de pratiques de réduction du stress telles que la méditation, le yoga et la pleine conscience peut contribuer à promouvoir la relaxation et à améliorer le bien-être sexuel. Les recettes de ce livre sont complétées par des conseils pour gérer le stress et favoriser un sentiment de calme et d'équilibre au quotidien.

Sommeil et santé sexuelle :

Un sommeil de qualité est essentiel à la santé sexuelle et au bien-être général. Un mauvais sommeil peut perturber l'équilibre hormonal, réduire la libido et altérer la fonction sexuelle. Ce livre propose des recettes conçues pour favoriser un sommeil réparateur, incorporant des ingrédients connus pour leurs propriétés calmantes et favorisant le sommeil. Des tisanes apaisantes aux collations nourrissantes au coucher, chaque recette vise à améliorer la qualité du sommeil et à rajeunir le corps.

Soutenir naturellement la santé sexuelle est un voyage qui commence par nourrir le corps, l'esprit et l'esprit. En intégrant des aliments riches en nutriments, des pratiques de réduction du stress et des habitudes de sommeil réparatrices à votre mode de vie, vous pouvez améliorer votre vitalité sexuelle, renforcer votre fonction immunitaire et cultiver votre bien-être général. Les recettes et les idées partagées dans ce livre sont destinées à vous inspirer et à vous responsabiliser sur votre chemin vers une santé et une vitalité sexuelles optimales.

Des jus pour améliorer la qualité du sommeil et restaurer la vitalité

De nos jours, maintenir la santé sexuelle et la vitalité est essentiel au bien-être général et à la qualité de vie. Pourtant, de nombreuses personnes sont confrontées à des problèmes tels qu'une faible libido, une dysfonction érectile et une diminution de la satisfaction sexuelle, souvent dus à des facteurs tels que le stress, une mauvaise qualité de sommeil et une alimentation inadéquate.

Cette note vise à fournir des informations précieuses sur la manière dont les remèdes naturels, en particulier les jus de fruits et légumes frais, peuvent soutenir la santé sexuelle en améliorant la qualité du sommeil et en rétablissant la vitalité. En exploitant le pouvoir des bienfaits de la nature, les individus peuvent améliorer leur vitalité sexuelle, rajeunir leur corps et éprouver une plus grande satisfaction dans leurs relations intimes.

Comprendre le lien entre la qualité du sommeil et la santé sexuelle

Un sommeil de qualité est primordial pour maintenir une santé et une fonction sexuelles optimales. Pendant le sommeil, le corps subit des processus essentiels tels que la régulation hormonale, la réparation des tissus et le rajeunissement, qui contribuent tous au bien-être général, y compris à la vitalité sexuelle. À l'inverse, un sommeil de mauvaise qualité peut perturber l'équilibre hormonal, augmenter le niveau de stress et diminuer la libido et les performances sexuelles.

Le rôle de la nutrition dans la santé sexuelle

La nutrition joue un rôle crucial dans le soutien de la santé sexuelle en fournissant au corps des nutriments essentiels et des antioxydants qui favorisent l'équilibre hormonal, améliorent la circulation et renforcent la vitalité globale. Les fruits et légumes, en particulier, sont de riches sources de vitamines, de minéraux et de phytonutriments dont il a été démontré qu'ils sont bénéfiques pour la fonction sexuelle et la libido.

Le pouvoir des jus pour la santé sexuelle

Les jus offrent un moyen pratique et efficace d'incorporer une variété de fruits et légumes riches en nutriments dans l'alimentation, fournissant ainsi un puissant coup de pouce à la santé sexuelle et à la vitalité. En extrayant les jus naturels des produits frais, les individus peuvent concentrer les nutriments essentiels et les antioxydants sous une forme délicieuse et facilement digestible, favorisant ainsi une santé optimale de l'intérieur.

Ingrédients clés pour les jus de santé sexuelle

Plusieurs fruits et légumes sont réputés pour leurs propriétés aphrodisiaques et leur capacité à favoriser la santé sexuelle. Les ingrédients tels que la pastèque, la grenade, la betterave, les épinards et le gingembre sont riches en vitamines, minéraux et composés bioactifs qui favorisent la circulation sanguine, améliorent l'endurance et augmentent la libido.

Recettes de jus de santé sexuelle

- *Élixir de grenade passion* : Un mélange alléchant de graines de grenade fraîches, de pastèque et de gingembre, ce jus regorge d'antioxydants et de nutriments qui favorisent la circulation sanguine et stimulent la libido.

- *Vitality Beet Booster* : Riche en nitrates et en fer, ce jus combine betteraves, carottes et épinards pour soutenir la circulation, augmenter les niveaux d'énergie et améliorer l'endurance sexuelle.

- *Sensual Green Goddess* : Mélange revitalisant de chou frisé, de concombre, de céleri et de pomme verte, ce jus fournit une puissante dose de vitamines et de minéraux qui favorisent l'équilibre hormonal et la vitalité globale.

Incorporer des jus de santé sexuelle dans votre routine

Ajouter des jus de santé sexuelle à votre routine quotidienne est simple et sans effort. Dégustez-les comme boisson rafraîchissante le matin, comme remontant à midi ou en prélude à des moments intimes avec votre partenaire. Expérimentez avec différentes combinaisons de fruits et de légumes pour trouver les saveurs et les ingrédients qui vous plaisent.

En adoptant des remèdes naturels tels que les jus de santé sexuelle, les individus peuvent prendre des mesures proactives pour améliorer la qualité du sommeil, restaurer la vitalité et accroître la satisfaction sexuelle.

Avec le pouvoir de la générosité de la nature à portée de main, ils peuvent nourrir leur corps, rajeunir leur esprit et cultiver une connexion plus profonde avec leur moi sexuel. Laissez ces jus être un ajout délicieux et revigorant à votre voyage vers une santé sexuelle et une vitalité optimales.

Chapitre 6 : Conseils de style de vie pour un bien-être sexuel optimal

Exercice et mouvement : améliorer votre libido naturellement

Le bien-être sexuel fait partie intégrante de la santé et du bonheur en général, et l'intégration d'exercices et de mouvements réguliers à votre style de vie peut jouer un rôle important dans l'amélioration naturelle de votre libido et de votre satisfaction sexuelle. Dans cette note, nous explorerons l'importance de l'exercice et du mouvement pour le bien-être sexuel, et fournirons des conseils pratiques pour intégrer l'activité physique à votre routine quotidienne.

Comprendre le lien entre l'exercice et la libido

Il a été démontré que l'exercice régulier présente de nombreux avantages pour la santé et la fonction sexuelles. L'activité physique augmente le flux sanguin dans tout le corps, y compris vers les organes génitaux, ce qui peut améliorer l'excitation et la réactivité sexuelle. De plus, l'exercice libère des endorphines et d'autres hormones du bien-être, réduisant ainsi les niveaux de stress et d'anxiété, qui sont des obstacles courants au désir sexuel.

Types d'exercices pour le bien-être sexuel

1. Exercice cardiovasculaire : des activités telles que la marche, la course, la natation et le vélo sont d'excellentes formes d'exercices cardiovasculaires qui peuvent améliorer la circulation, augmenter l'endurance et augmenter les niveaux d'énergie globaux, ce qui peut contribuer à une vie sexuelle plus satisfaisante.

2. Entraînement en force : développer la force musculaire et l'endurance grâce à des activités telles que l'haltérophilie et les exercices de musculation améliore non seulement la forme physique, mais améliore également la confiance et l'image corporelle, conduisant à une plus grande estime de soi sexuelle.

3. Yoga et Pilates : Ces pratiques corps-esprit se concentrent sur la flexibilité, l'équilibre et la pleine conscience, favorisant la relaxation et réduisant les tensions dans le corps et l'esprit. Le yoga, en particulier, comprend des poses spécialement conçues pour augmenter le flux sanguin vers la région pelvienne et améliorer la fonction sexuelle.

4. Exercices du plancher pelvien : Renforcer les muscles du plancher pelvien grâce à des exercices comme Kegels peut améliorer la sensation sexuelle, améliorer le contrôle de la vessie et aider à prévenir la dysfonction

érectile et d'autres problèmes de santé sexuelle.

Incorporer l'exercice à votre routine

1. Fixez-vous des objectifs réalistes : commencez par définir des objectifs de mise en forme réalisables en fonction de votre niveau de forme physique et de votre style de vie actuels. Augmentez progressivement l'intensité et la durée de vos entraînements à mesure que votre endurance et votre force s'améliorent.

2. Trouvez les activités que vous aimez : Expérimentez différents types d'exercices pour trouver des activités que vous appréciez vraiment. Qu'il s'agisse de danser, de faire de la randonnée ou de pratiquer un sport, intégrer des activités amusantes et agréables à votre routine peut faire en sorte que l'exercice ressemble moins à une corvée qu'à une expérience enrichissante.

3. Rendez-le social : faire de l'exercice avec un partenaire ou un ami peut rendre les séances d'entraînement plus agréables et vous motiver à rester cohérent. Pensez à rejoindre une équipe sportive, un cours de fitness ou un groupe d'exercices pour vous connecter avec d'autres personnes qui partagent vos intérêts.

4. Planifiez des séances d'exercice régulières : Considérez l'exercice comme un élément essentiel de votre routine de soins personnels en planifiant des séances d'entraînement régulières dans votre calendrier. Visez au moins 150 minutes d'activité aérobique d'intensité modérée ou 75 minutes d'activité d'intensité vigoureuse par semaine, ainsi que des exercices de renforcement musculaire sur deux jours ou plus.

5. Soyez attentif à votre corps : écoutez les signaux de votre corps et évitez de vous surmener ou de vous pousser trop fort,

surtout si vous débutez dans l'exercice ou si vous vous remettez d'une blessure. Faites attention à la manière dont les différents types d'exercices affectent votre niveau d'énergie et votre humeur, et ajustez votre routine en conséquence.

Intégrer de l'exercice et du mouvement régulièrement à votre style de vie est un moyen puissant d'augmenter votre libido, d'améliorer votre fonction sexuelle et de promouvoir le bien-être sexuel global. En donnant la priorité à l'activité physique et en l'intégrant régulièrement à votre routine, vous pourrez profiter des nombreux avantages que l'exercice a à offrir pour votre bien-être physique et émotionnel. N'oubliez pas que chaque pas que vous faites pour améliorer votre condition physique est un pas vers une vie sexuelle plus saine et plus épanouissante.

Techniques de gestion du stress pour un esprit et un corps sains

Le bien-être sexuel fait partie intégrante du bien-être général, englobant la santé physique, mentale et émotionnelle. Dans le monde en évolution rapide d'aujourd'hui, le stress est devenu un facteur courant qui peut avoir un impact significatif sur la santé et la satisfaction sexuelles. Cette note vise à fournir des conseils complets sur le style de vie et des techniques de gestion du stress pour promouvoir un bien-être sexuel optimal et soutenir un esprit et un corps sains.

Comprendre le stress et le bien-être sexuel

Le stress est une réponse naturelle à divers défis de la vie, mais le stress chronique peut avoir des effets néfastes sur la santé sexuelle. Des niveaux élevés de stress peuvent entraîner, entre autres problèmes, une diminution de la libido, une dysfonction érectile et des difficultés à atteindre l'orgasme. De plus, le stress peut avoir un impact négatif sur les relations, la communication et l'intimité entre les partenaires.

Conseils de style de vie pour promouvoir le bien-être sexuel

1. Donnez la priorité aux soins personnels : adoptez des pratiques régulières de soins personnels telles qu'un sommeil adéquat, une alimentation nutritive, de l'exercice régulier et des techniques de relaxation. Prendre soin de sa santé physique et mentale est essentiel au bien-être général, y compris à la santé sexuelle.

2. Gérer efficacement le stress : identifiez les sources de stress dans votre vie et développez des stratégies pour les gérer

efficacement. Cela peut inclure la pratique de la méditation de pleine conscience, des exercices de respiration profonde, une relaxation musculaire progressive ou du yoga. Trouvez des activités qui vous aident à vous détendre et à vous détendre, favorisant un état d'esprit calme et paisible.

3. Maintenir un mode de vie sain : Adopter un mode de vie sain peut avoir un impact positif sur le bien-être sexuel. Limitez votre consommation d'alcool, évitez de fumer et ayez des relations sexuelles protégées pour réduire le risque d'infections sexuellement transmissibles. Adoptez une alimentation équilibrée, riche en fruits, légumes, protéines maigres et grains entiers pour soutenir la santé et la vitalité globales.

4. Communiquez ouvertement avec votre partenaire : Une communication efficace est la clé d'une relation sexuelle saine et satisfaisante. Discutez ouvertement et honnêtement de vos désirs, de vos

préoccupations et de vos limites avec votre partenaire. La compréhension et le respect mutuels sont essentiels pour favoriser l'intimité et la connexion dans une relation.

5. Explorez la sensualité et l'intimité : concentrez-vous sur l'amélioration de la sensualité et de l'intimité avec votre partenaire grâce à des activités non sexuelles telles que des câlins, des baisers et des conversations intimes. Construire une proximité émotionnelle et une connexion peut approfondir l'intimité et renforcer le lien entre les partenaires.

6. Demandez l'aide d'un professionnel en cas de besoin : Si le stress ou d'autres facteurs ont un impact significatif sur votre bien-être sexuel, n'hésitez pas à demander l'aide d'un professionnel de la santé ou d'un professionnel de la santé mentale. Ils peuvent offrir des conseils, un soutien et des ressources pour résoudre les problèmes sous-jacents et améliorer la santé sexuelle.

Un bien-être sexuel optimal peut être obtenu grâce à une combinaison de facteurs de style de vie, de techniques de gestion du stress et d'une communication ouverte avec votre partenaire. En donnant la priorité aux soins personnels, en gérant efficacement le stress et en favorisant l'intimité et les liens, les individus peuvent promouvoir un esprit et un corps sains, conduisant à une satisfaction sexuelle améliorée et à un bien-être général. N'oubliez pas que le bien-être sexuel est un élément essentiel d'une vie épanouissante et équilibrée, qui mérite attention, soins et soutien.

L'importance de la communication et de l'intimité dans les relations

Le maintien du bien-être sexuel est crucial pour le bien-être général et la satisfaction relationnelle. Cette note constitue un guide complet de conseils de style de vie visant à promouvoir une santé sexuelle optimale, avec un accent particulier sur la promotion de la communication et de l'intimité au sein des relations.

Le bien-être sexuel englobe les aspects physiques, émotionnels, mentaux et sociaux de la sexualité. Cela implique d'avoir une perception positive de son corps, de vivre des expériences sexuelles satisfaisantes et de favoriser des relations saines fondées sur la confiance et le respect. Atteindre le bien-être sexuel nécessite une approche holistique qui prend en compte à la fois les facteurs individuels et relationnels.

Le rôle de la communication

Une communication efficace est la pierre angulaire de relations sexuelles saines. Un dialogue ouvert et honnête permet aux partenaires d'exprimer leurs désirs, leurs limites et leurs préoccupations, favorisant ainsi la compréhension et la confiance mutuelles. La communication permet également aux couples d'explorer de nouvelles expériences sexuelles, de négocier le consentement et de relever ensemble les défis.

Conseils pour améliorer la communication :

1. Créez un espace sûr : Établissez un environnement dans lequel les deux partenaires se sentent à l'aise pour discuter de sujets sexuels sans crainte de jugement ou de critique.
2. Pratiquez l'écoute active : écoutez attentivement les besoins et les désirs de votre partenaire, en validant ses sentiments et ses expériences.

3. Soyez honnête et transparent : partagez ouvertement vos propres pensées, sentiments et préoccupations, en favorisant la transparence et l'authenticité de la relation.

4. Utilisez les déclarations I : communiquez en utilisant les déclarations I pour exprimer vos propres sentiments et expériences sans blâmer ou accuser votre partenaire.

5. Demandez l'aide d'un professionnel : Si les obstacles à la communication persistent, envisagez de demander conseil à un thérapeute ou à un conseiller spécialisé dans la santé et les relations sexuelles.

Le pouvoir de l'intimité

L'intimité va au-delà de l'attraction physique et de l'activité sexuelle ; cela implique une proximité émotionnelle, une vulnérabilité et une connexion entre les partenaires. Cultiver l'intimité renforce le lien entre les couples, améliorant ainsi la satisfaction relationnelle et l'épanouissement sexuel. Les relations intimes se caractérisent par la confiance, l'empathie et le soutien mutuel, favorisant un sentiment de sécurité et d'appartenance.

Conseils pour favoriser l'intimité :

1. Donnez la priorité au temps de qualité ensemble : consacrez du temps à vous connecter avec votre partenaire à travers des activités partagées, des conversations significatives et des gestes affectueux.
2. Exprimez votre gratitude et votre appréciation : reconnaissez et célébrez les forces, les efforts et les contributions de votre partenaire à la relation, en favorisant un sentiment d'admiration et de respect mutuels.
3. Pratiquez l'affection physique : pratiquez des contacts non sexuels, comme des câlins, des mains et des câlins, pour favoriser les sentiments de proximité et de connexion.
4. Acceptez la vulnérabilité : partagez vos pensées, vos peurs et vos rêves les plus

intimes avec votre partenaire, lui permettant ainsi de voir votre moi authentique et vice versa.

5. Explorez les intérêts communs : découvrez ensemble de nouveaux passe-temps, intérêts et expériences, approfondissant votre connexion et créant des souvenirs durables.

En donnant la priorité à la communication et à l'intimité dans leurs relations, les individus peuvent améliorer leur bien-être sexuel et leur satisfaction relationnelle globale. Grâce à un dialogue ouvert, au respect mutuel et à une connexion émotionnelle, les couples peuvent relever les défis, célébrer les réussites et cultiver ensemble des expériences sexuelles épanouissantes et satisfaisantes. N'oubliez pas que le bien-être sexuel est un voyage continu qui nécessite des efforts, un engagement et un dévouement de la part des deux partenaires.

Chapitre 7 : Intégrer les jus à la médecine traditionnelle

Explorer l'intersection des remèdes naturels et de la médecine moderne

Au fil des années, on a assisté à un regain d'intérêt pour les approches holistiques de la santé et du bien-être, de nombreuses personnes recherchant des remèdes naturels pour compléter les traitements médicaux traditionnels. L'une de ces approches qui a gagné en popularité est le jus – le processus d'extraction des jus riches en nutriments des fruits et légumes pour créer des boissons délicieuses et nutritives.

Cette note explore l'intersection des jus de fruits et de la médecine traditionnelle, explorant comment ces deux approches peuvent être intégrées pour promouvoir la santé et le bien-être en général. En comprenant les avantages des jus et leurs synergies potentielles avec la médecine moderne, les individus peuvent prendre des décisions éclairées concernant leur santé et explorer de nouvelles voies de guérison et de soins personnels.

Les avantages du jus :
Les jus offrent un moyen pratique et délicieux d'augmenter votre consommation de fruits et légumes, riches en vitamines, minéraux et antioxydants essentiels. Ces nutriments jouent un rôle crucial en soutenant les processus naturels de détoxification du corps, en renforçant le système immunitaire et en favorisant la santé et la vitalité globales.

En outre, les jus de fruits peuvent aider les individus à maintenir un poids santé, à améliorer la digestion et à augmenter leur niveau d'énergie. En consommant régulièrement des jus frais et riches en nutriments, les individus peuvent constater des améliorations de leur peau, de leurs cheveux et de leur apparence générale, ainsi qu'une clarté mentale et une concentration améliorées.

Intégration avec la médecine traditionnelle : Bien que les jus ne remplacent pas les traitements médicaux traditionnels, ils peuvent compléter les thérapies existantes et favoriser la santé et le bien-être en général. De nombreux fruits et légumes utilisés dans les jus ont été étudiés pour leurs bienfaits potentiels sur la santé, notamment leur capacité à réduire l'inflammation, à abaisser la tension artérielle et à améliorer la santé cardiovasculaire.

En incorporant des jus de fruits frais dans leur alimentation, les individus peuvent fournir à leur corps les nutriments essentiels nécessaires à une santé et une guérison optimales. Les jus peuvent également être utilisés dans le cadre d'une approche holistique de la gestion de maladies chroniques telles que le diabète, l'arthrite et les maladies auto-immunes, parallèlement aux traitements médicaux conventionnels.

Explorer les synergies et les considérations : Lors de l'intégration des jus de fruits à la médecine traditionnelle, il est essentiel de prendre en compte les besoins de santé individuels, les préférences et toute condition médicale existante. Consulter un professionnel de la santé ou un nutritionniste peut aider les individus à élaborer des plans de jus personnalisés qui correspondent à leurs objectifs de santé globaux et à leurs plans de traitement médical.

De plus, il est important de reconnaître que même si les jus de fruits peuvent offrir de nombreux avantages pour la santé, ils ne conviennent pas à tout le monde. Certaines personnes peuvent devoir limiter leur consommation de certains fruits et légumes en raison d'allergies, de sensibilités ou de conditions médicales spécifiques. La modération et la variété sont essentielles lors de l'incorporation de jus dans une alimentation équilibrée.

L'intégration des jus de fruits à la médecine traditionnelle offre une opportunité passionnante d'explorer les synergies entre les remèdes naturels et les pratiques de soins de santé modernes. En incorporant des jus frais et riches en nutriments à leur alimentation, les individus peuvent soutenir leur santé et leur bien-être en général tout en complétant les traitements médicaux traditionnels.

En fin de compte, la clé réside dans la recherche d'un équilibre qui convient à chaque individu, en tenant compte de ses besoins particuliers en matière de santé, de ses préférences et de son mode de vie. Qu'ils soient utilisés comme rituel de bien-être quotidien ou dans le cadre d'un plan de traitement complet, les jus de fruits ont le potentiel d'améliorer la santé, la vitalité et la longévité de ceux qui en profitent.

Collaborer avec les prestataires de soins de santé pour un bien-être sexuel holistique

Au fil des années, le concept de bien-être sexuel holistique a gagné du terrain alors que les individus recherchent des approches globales pour résoudre les problèmes de santé sexuelle au-delà des simples traitements médicaux. L'intégration des jus de fruits à la médecine traditionnelle offre une voie prometteuse pour améliorer le bien-être sexuel, car elle combine les avantages des jus riches en nutriments avec des interventions médicales fondées sur des preuves. Cette note explore les synergies entre les jus et la médecine traditionnelle, en soulignant l'importance de la collaboration avec les prestataires de soins de santé pour des résultats optimaux.

- Avantages des jus pour le bien-être sexuel

- Absorption des nutriments : les jus permettent un apport concentré de vitamines, de minéraux et d'antioxydants essentiels qui soutiennent la santé sexuelle, notamment la vitamine C, le zinc, le magnésium et le folate.

- Hydratation : Une bonne hydratation est essentielle pour une fonction sexuelle optimale, car elle aide à maintenir la circulation sanguine et la lubrification. Les jus peuvent contribuer à l'hydratation tout en fournissant des nutriments supplémentaires bénéfiques pour le bien-être sexuel.

- Détoxification : Certains fruits et légumes contiennent des propriétés détoxifiantes qui soutiennent la fonction hépatique et l'équilibre hormonal, ce qui peut avoir un impact positif sur la santé sexuelle.

- Alcalinité : Les jus fabriqués à partir d'aliments riches en alcalins, tels que les légumes-feuilles et les concombres, peuvent aider à équilibrer les niveaux de pH du corps, créant ainsi un environnement propice à la vitalité sexuelle.

Collaborer avec les prestataires de soins de santé

Bien que les jus puissent offrir des avantages précieux pour le bien-être sexuel, il est essentiel d'intégrer cette approche à la médecine traditionnelle sous la direction de prestataires de soins de santé. La collaboration avec des professionnels de la santé, notamment des médecins de premier recours, des gynécologues, des urologues et des nutritionnistes, garantit une approche globale et fondée sur des données probantes en matière de santé sexuelle.

- Considérations clés pour la collaboration

- Antécédents médicaux : les prestataires de soins de santé peuvent évaluer les antécédents médicaux individuels, y compris les problèmes de santé sous-jacents, les médicaments et les allergies, pour personnaliser les recommandations en matière de jus et garantir la compatibilité avec les traitements traditionnels.

- Besoins nutritionnels : les nutritionnistes ou les diététistes peuvent fournir des conseils personnalisés sur les recettes de jus et les modifications alimentaires pour remédier à des carences nutritionnelles spécifiques ou à des objectifs de santé liés au bien-être sexuel.

- Surveillance et évaluation : la surveillance régulière des indicateurs de santé sexuelle, tels que la libido, la fonction érectile, les niveaux d'hormones et le bien-être général, permet aux prestataires de soins de santé de suivre les progrès et d'ajuster les plans de traitement si nécessaire.

- Éducation et soutien : les prestataires de soins de santé jouent un rôle crucial en éduquant les patients sur les avantages et les limites des jus pour le bien-être sexuel, ainsi qu'en répondant à toute préoccupation ou idée fausse. Ils peuvent également offrir un soutien émotionnel et des encouragements tout au long du cheminement vers une meilleure santé sexuelle.

L'intégration des jus de fruits à la médecine traditionnelle offre une approche holistique du bien-être sexuel qui aborde les aspects physiques, émotionnels et nutritionnels de la santé sexuelle. En collaborant avec des prestataires de soins de santé, les individus peuvent exploiter les synergies entre les jus et les traitements conventionnels pour atteindre un bien-être sexuel optimal et améliorer leur qualité de vie globale.

Conseils pour une intégration sûre et efficace des jus avec les médicaments

Les jus ont gagné en popularité en tant que méthode d'amélioration de la santé et du bien-être, offrant un moyen pratique de consommer une variété de fruits et légumes sous forme concentrée. Cependant, lorsqu'il s'agit d'intégrer les jus de fruits à la médecine traditionnelle, en particulier aux médicaments, il est essentiel de procéder avec prudence pour garantir la sécurité et l'efficacité. Cette note fournit de précieux conseils et considérations aux personnes souhaitant intégrer des jus de fruits à leur routine de bien-être tout en prenant des médicaments.

Comprendre les bases

Avant de se plonger dans l'intégration des jus de fruits avec les médicaments, il est essentiel d'avoir une solide compréhension des jus de fruits et de la médecine traditionnelle. L'extraction de jus implique l'extraction du liquide des fruits et légumes, généralement à l'aide d'un presse-agrumes, pour créer des boissons riches en nutriments. La médecine traditionnelle englobe un large éventail de pratiques, notamment les médicaments pharmaceutiques prescrits par les professionnels de la santé pour traiter divers problèmes de santé.

Consultation avec un prestataire de soins de santé

L'une des étapes les plus importantes de l'intégration des jus aux médicaments consiste à consulter un professionnel de la santé. Les professionnels de la santé, tels que les médecins ou les pharmaciens, peuvent fournir des conseils personnalisés en fonction des antécédents médicaux d'une personne, de son état de santé actuel et de son régime médicamenteux spécifique. Ils peuvent donner un aperçu des interactions potentielles entre certains fruits, légumes ou suppléments couramment utilisés dans les jus et les médicaments prescrits.

Conscience des interactions potentielles

Certains fruits et légumes couramment utilisés dans les jus peuvent interagir avec des médicaments spécifiques, affectant leur absorption, leur métabolisme ou leur efficacité. Par exemple, on sait que le jus de pamplemousse interagit avec un large éventail de médicaments, notamment les statines, certains médicaments contre l'hypertension et les immunosuppresseurs. D'autres fruits et légumes, comme le chou frisé, les épinards et le brocoli, contiennent des composés susceptibles d'interférer avec le métabolisme de certains médicaments.

Considérations temporelles

Le moment de la prise des jus et des médicaments est un autre aspect crucial à considérer. Certains médicaments peuvent devoir être pris à jeun, tandis que d'autres doivent être pris avec de la nourriture pour minimiser les effets secondaires ou améliorer l'absorption. Les individus devraient consulter leur médecin pour déterminer le meilleur moment pour consommer du jus par rapport à leur programme de traitement.

Surveillance des effets indésirables

Lors de l'intégration de jus de fruits avec des médicaments, il est essentiel de surveiller tout effet indésirable ou changement dans l'état de santé. Les individus doivent prêter attention aux symptômes tels que des nausées, des étourdissements, des modifications de la tension artérielle ou du taux de sucre dans le sang, ou à toute autre réaction inhabituelle pouvant survenir après avoir consommé du jus en même temps que des médicaments. Tout symptôme inquiétant doit être rapidement signalé à un professionnel de la santé pour une évaluation plus approfondie.

Approche personnalisée

Il est important de reconnaître que l'intégration des jus de fruits aux médicaments ne constitue pas une approche universelle. Des facteurs tels que les objectifs de santé individuels, les conditions médicales, les régimes médicamenteux et les préférences alimentaires doivent tous être pris en compte lors de l'élaboration d'un plan personnalisé de jus en complément de la médecine traditionnelle. Travailler en étroite collaboration avec un professionnel de la santé peut aider les individus à adapter leurs pratiques en matière de jus pour compléter leur plan de bien-être global de manière sûre et efficace.

L'intégration des jus de fruits à la médecine traditionnelle peut constituer un élément précieux d'une approche holistique de la santé et du bien-être. En suivant les conseils décrits dans cette note, les individus peuvent naviguer dans le processus d'intégration en toute confiance, en s'assurant que les jus améliorent, plutôt qu'interfèrent, leur régime médicamenteux. Avec un examen attentif et les conseils de professionnels de la santé, les individus peuvent profiter des bienfaits des jus tout en gérant efficacement leur état de santé.

Conclusion

Adopter une vie plus saine et plus dynamique : dernières réflexions sur les jus pour la santé sexuelle

Dans l'exploration de l'intégration des jus de fruits à la médecine traditionnelle pour améliorer la santé sexuelle, il est impératif de reconnaître la nature holistique du bien-être. La santé sexuelle ne concerne pas seulement la fonction physique ; cela englobe également les aspects émotionnels, mentaux et relationnels. Les jus de fruits peuvent jouer un rôle important dans le soutien de la santé globale, ce qui peut avoir un impact positif sur la vitalité et la satisfaction sexuelles.

En nourrissant le corps avec des jus riches en nutriments, les individus peuvent soutenir la circulation, l'équilibre hormonal et les niveaux d'énergie, qui sont tous cruciaux pour une fonction sexuelle optimale. De plus, l'abondance de vitamines, de minéraux et d'antioxydants présents dans les fruits et légumes frais peut favoriser la santé cardiovasculaire, réduire l'inflammation et soutenir les processus naturels de détoxification du corps, ce qui contribue tous à améliorer le bien-être sexuel.

Il est essentiel d'aborder les jus pour la santé sexuelle dans le cadre d'une stratégie globale de style de vie qui comprend de l'exercice régulier, la gestion du stress, un sommeil suffisant et des relations saines. Les jus peuvent compléter ces facteurs liés au mode de vie en offrant un moyen pratique et agréable d'augmenter l'apport en nutriments essentiels qui soutiennent la vitalité sexuelle.

De plus, il est essentiel de consulter des professionnels de la santé, notamment des naturopathes, des nutritionnistes et des praticiens holistiques, pour garantir que les jus correspondent aux objectifs et aux besoins de santé individuels. L'intégration des jus de fruits à la médecine traditionnelle peut offrir une approche synergique de la santé et du bien-être, en exploitant le pouvoir de la science moderne et de la sagesse ancienne pour promouvoir la vitalité et la longévité.

Les jus pour la santé sexuelle ne sont pas une solution miracle ou une solution autonome, mais plutôt un outil précieux dans le cheminement vers un bien-être holistique. En adoptant les jus de fruits dans le cadre d'un mode de vie équilibré et soucieux de leur santé, les individus peuvent libérer tout leur potentiel de vitalité, de plaisir et d'épanouissement dans tous les domaines de la vie.

Ressources pour une exploration plus approfondie

- Livres:
- La Bible des jus par Pat Crocker
- Jus pour la santé : 81 recettes de jus et 76 ingrédients éprouvés pour améliorer la santé et la vitalité par Mendocino Press
- Le guide complet de l'extraction de jus, révisé et mis à jour : tout ce que vous devez savoir pour tirer le meilleur parti de votre presse-agrumes par John Chatham

- Sites Internet:
- Jus pour la santé (juicing-for-health.com)
- Redémarrer avec Joe (rebootwithjoe.com)
- L'expert en jus (thejuicingexpert.com)

- Communautés en ligne :
- Groupe Facebook Jus pour la santé
- Communauté Reddit Juicing (reddit.com/r/juicing)

- Podcasts :
- Le podcast Juicing
- Le podcast ultime sur la santé

- Documentaires:
- Gros, malade et presque mort (2010) - Réalisé par Joe Cross
- Super jus moi ! (2014) - Réalisé par Jason Vale

- Organisations professionnelles:
- Société internationale de médecine sexuelle (issm.info)
- Association américaine des éducateurs, conseillers et thérapeutes en sexualité (aasect.org)
- Médecine intégrative pour la santé mentale (immh.org)

Ces ressources offrent des informations, une inspiration et un soutien précieux à ceux qui souhaitent explorer les jus pour la santé sexuelle et le bien-être général. N'oubliez pas d'aborder tout changement de régime alimentaire ou de mode dc vic avec attention et en tenant compte des besoins de santé individuels, et consultez toujours des professionnels de la santé qualifiés pour obtenir des conseils et des conseils personnalisés.

Annexe : Index des recettes

Guide de référence rapide des recettes de jus stimulant la libido

Bienvenue dans le guide de référence rapide des recettes de jus stimulant la libido ! Dans ce guide complet, vous découvrirez une variété de recettes de jus délicieuses et nutritives conçues pour augmenter votre libido et améliorer votre vitalité sexuelle. Que vous cherchiez à pimenter votre vie amoureuse ou simplement à améliorer votre bien-être général, ces recettes offrent une façon naturelle et agréable de soutenir votre santé sexuelle.

Chaque recette de ce guide est soigneusement élaborée à partir d'une combinaison de fruits, de légumes et d'autres ingrédients connus pour leurs propriétés améliorant la libido. Des mélanges d'agrumes rafraîchissants aux concoctions riches et décadentes, il y en a pour tous les goûts. De plus, grâce à des instructions faciles à suivre et des conseils utiles, vous préparerez des jus stimulant la libido en un rien de temps.

Mais avant de plonger dans les recettes, examinons de plus près les ingrédients présents dans ces jus et comment ils peuvent aider à soutenir une libido saine :

1. Fruits : Les fruits comme les fraises, la pastèque et les figues sont riches en vitamines, minéraux et antioxydants qui peuvent aider à améliorer la circulation sanguine et à améliorer la fonction sexuelle.

2. Légumes : Les légumes-feuilles comme les épinards et le chou frisé regorgent de nutriments qui soutiennent la santé et la vitalité globales, notamment le magnésium et l'acide folique, qui sont importants pour la santé sexuelle.

3. Herbes et épices : Des ingrédients comme le gingembre, la cannelle et le ginseng sont utilisés depuis longtemps en médecine

traditionnelle pour stimuler la libido et améliorer les performances sexuelles.

4. Noix et graines : Les amandes, les noix et les graines de citrouille sont d'excellentes sources d'acides gras essentiels et de zinc, importants pour la production d'hormones et la santé sexuelle.

Maintenant, sans plus tarder, explorons quelques recettes de jus alléchantes qui ne manqueront pas de faire grésiller votre libido :

1. Passion Punch : Ce mélange revigorant combine de la pastèque, des fraises et de la menthe pour une explosion de saveur rafraîchissante, parfaite pour une chaude journée d'été.

2. Agrumes sensuels : Des oranges, des pamplemousses et un soupçon de gingembre se réunissent dans cette concoction piquante qui ne manquera pas

d'éveiller vos sens et de revitaliser votre libido.

3. Élixir exotique : Transportez-vous dans un paradis tropical avec ce mélange exotique d'ananas, de mangue et d'eau de coco, infusé d'une touche de curcuma pour plus de piquant.

4. Love Potion : Laissez-vous tenter par les saveurs décadentes du chocolat et des cerises avec ce smoothie riche et crémeux aussi délicieux que stimulant la libido.

5. Vitality Booster : Commencez votre journée avec ce mélange énergisant d'épinards, de chou frisé et de banane, rempli de nutriments pour alimenter votre corps et améliorer votre vitalité sexuelle.

N'oubliez pas que la cohérence est la clé pour profiter des bienfaits de ces jus stimulant la libido. Les intégrer à votre routine quotidienne, parallèlement à une alimentation équilibrée et à une activité physique régulière, peut contribuer à soutenir votre santé sexuelle et votre bien-être général au fil du temps.

Recettes de jus stimulant la libido

1. Potion de la passion : ananas, mangue, gingembre et citron vert

2. Berry Bliss : myrtilles, framboises, fraises et betteraves

3. Zeste d'agrumes : oranges, pamplemousses et citrons

4. Le pouvoir de la grenade : grenade, cerises et pomme

5. Épices au gingembre : carottes, pommes et gingembre frais

6. Merveille de pastèque : pastèque, concombre et menthe

7. Tentation tropicale : papaye, kiwi et ananas

8. Déesse verte : épinards, chou frisé, pomme et citron

9. Betterave Boost : betteraves, carottes et oranges

10. Mango Magic : mangue, banane et eau de coco

11. Avocado Dream : avocat, ananas et épinards

12. Agrumes épicés : oranges, pamplemousses, gingembre et poivre de Cayenne

13. Charme de carotte : carottes, oranges et gingembre

14. Glacière de concombre : concombre, céleri, pomme et menthe

15. Délice citron-lime : citron, citron vert, melon miel et menthe

16. Melon Medley : cantaloup, melon miel et pastèque

17. Blueberry Blast : myrtilles, banane et lait d'amande

18. Cherry Cheer : cerises, épinards et ananas

19. Plaisir de la pêche : pêches, mangue et eau de coco

20. Apple Ambrosia : pommes, raisins et cannelles

21. Kiwi Kiss : Kiwi, ananas et épinards

22. Pineapple Paradise : Ananas, eau de coco et menthe

23. Basil Berry Breeze : fraises, myrtilles, basilic et citron vert

24. Surprise aux épinards : épinards, poire, raisins et citron

25. Grapefruit Glow : pamplemousses, oranges et fraises

26. Tonique au curcuma : carottes, oranges, curcuma et gingembre

27. Minty Marvel : pommes, concombres, menthe et citron

28. Déesse Goyave : Goyave, Mangue et Papaye

29. Poire passionnée : poires, fraises et kiwi

30. Sensation cannelle : pommes, cannelle et miel

31. Élixir citron-gingembre : citrons, gingembre, miel et eau

32. Raspberry Rapture : Framboises, Fraises et Mûres

33. Carrot Apple Crush : Carottes, pommes et céleri

34. Mango Mint Madness : mangue, menthe, eau de coco et citron vert

35. Kale Kick : chou frisé, ananas et orange

36. Berry Basil Blast : myrtilles, fraises, basilic et eau de coco

37. Orange Carrot Splash : Oranges, Carottes et Gingembre

38. Plaisir de la papaye à l'ananas : ananas, papaye et mangue

Ces recettes de jus délicieuses et nutritives regorgent d'ingrédients stimulant la libido pour vous aider à pimenter votre vie amoureuse et à revitaliser votre niveau d'énergie. Savourez ces concoctions rafraîchissantes dans le cadre d'un mode de vie sain et profitez des bienfaits d'une vitalité et d'un bien-être sexuel accrus.

Alors pourquoi attendre ? Commencez dès aujourd'hui à explorer ces délicieuses recettes de jus et faites le premier pas vers la récupération de votre vitalité sexuelle et l'amélioration de votre vie amoureuse.

Bravo 🥂 à vous qui êtes en meilleure santé et plus heureux !